LE BRIGANDAGE DE LA MEDECINE,

Dans la nouvelle maniere de traiter la petite Verole & toutes les grandes maladies par la Saignée du pied, l'Emétique, & le Kermès minéral.

SECONDE PARTIE.

Où après avoir prouvé ce Brigandage par les effets,

L'on donne le plan de Mémoires Académiques, pour ramener la Medecine à ses régles, & la contenir dans ses loix.

A UTRECHT,

Chez CORNEILLE-GUILLAUME LE FEVRE.

MDCCXXXIII.

QUamobrem videant, atque animadver-
tant qui rerum novarum cupidine ,
tam promptè , hanc venam (pedis) se-
cant, considerent in qua rerum discrimina
ægros conducant ; nam ea tentare quæ non
sunt ratione & experimento comprobata ,
periculo non vacant, cum temeraria ex-
perientia finis sit totius hominis internecio.

Mancusus prd secandi cubiti venâ in
omnibus febribus putridis , malignis , &c.
page 124.

LE
BRIGANDAGE
DE LA
MEDECINE

Dans la nouvelle maniere de traiter la petite Verole, & toutes les grandes maladies par la saignée du pied, l'E-métique & le Kermés minéral.

SECONDE PARTIE.

VOUS vous rendez bien sensi-ble, Monsieur, sur les termes ; mais ne le seriez-vous pas trop peu sur le fond des choses ? *Brigandage*, vous récriez-vous, quelle dureté d'expression ! *durus sermo.* Et la *saignée du pied*, dites - vous, peut-elle devenir tant préjudiciable, elle qui trouve

A

tant

tant de loüanges en bien des cas , & dans
les meilleurs Auteurs ! Enfin vous entrez
en pitié fur le *Kermés* , comme injufte-
ment calomnié , & en faveur pour l'*E-
metique* , lequel comme lui vous paroît
trop rigoureufement condamné dans la
nouvelle pratique. Mais , Mr. fongez-
vous au fujet du *Kermés* , cet échapé de
l'*Antimoine* , qu'à l'exemple de Mr.
Patin qui faifoit de fon tems le *martyrologe de l'Antimoine* , parce qu'il tuoit
alors dans les mains de ceux qui ne
fçavoient pas le manier , une infinité de
monde ; fongez-vous , dis-je , qu'on feroit en état de faire le *martyrologe du
Kermés minéral ?* Il ne faudroit que le
fuivre dans tant de familles que la *petite
Verole* a par lui ravagées ; car l'on diroit
que la Pefte , ou l'Ange exterminateur ,
y auroit paffé par le miniftére des Medecins qui y ont prodigué le *Kermés.*
Apellez cela , fi vous l'aimez mieux ,
Mr. un ravage ou une déprédation du
genre humain ; fera-ce rien moins que
la reffemblance ou l'effet d'un *Brigandage* , d'une étourderie , & d'une meurtriére témérité à emploier fur la vie des
hommes , des remédes incertains , dangereux & mal entendus ? Au furplus ,
Mr. vous me trouverez prêt à vous fa-
crifier

rifier tous les termes qui vous paroiſſent
deſobligeans ou exagerés contre la nouvelle pratique, dès que vous aurez pu la
diſculper, ou ce qui ſeroit mieux (car
c'eſt l'impoſſible) pour l'innocenter des
malheurs dont elle eſt ſuivie, des déſordres qu'elle occaſionne, qu'elle attire,
qu'elle laiſſe dans les entrailles, & qui
paſſent dans l'exercice de la profeſſion ;
du deshonneur qu'elle lui fait, & de la
dégradation où elle la met. Car la Médecine originairement & eſſentiellement
fondée ſur la raiſon, ſoutenue par de
ſolides penſées, & toute bâtie ſur le bon
ſens, ſur des raiſonnemens ſuivis, ſur
de ſages réflexions priſes de l'uſage, ſur
de juſtes conſéquences, déchoit aujour-
d'hui de tous ces avantages, & ainſi
tombe en diſcredit entre les mains des
nouveaux praticiens. Elle *déraiſonne* donc,
en tant qu'elle ſort de la raiſon qui lui
a donné naiſſance, qui l'a ſoutenue, &
l'a enrichie de tant d'obſervations ſages,
fondées ſur de ſçavantes découvertes qui
l'ont illuſtrée de ſiécle en ſiécle depuis
2000 ans. N'eſt-ce pas voir comme ra-
döter le bon ſens de la Médecine dans
tant de jeunes cerveaux, qui groſſiſſent
le parti de la nouvelle pratique ? Car
aperçoit-on dans toute la conduite me-

decinale

decinale de ces jeunes Meſſieurs, quelque
aparence de cette ſageſſe, qu'*Hippocrate* fait
ſœur de la Medecine ? *Sapientiæ cogni-
tionem Medicinæ fororem familiarem eſſe
duco.* Y voit-on l'ombre de cette idée
de juſteſſe, par laquelle *Hippocrate* prouve
que la Medecine eſt un art, en ce qu'elle
a des régles de *rectitude*, qui la rendent
ſuſceptible d'erreur & de verité. *Ubi*
(en parlant de la Medecine). *rectum &
pravum ſuis finibus circumſcribuntur, quis
hoc artem eſſe non exſtimet ?* Enfin diſ-
paroiſſent dans la manœuvre de ces jeunes ouvriers en Medecine, tous les égards
rendus dans tous les tems dans la veritable Medecine, à cette loi de la nature,
qui régit dans ce monde toutes les œuvres
du Créateur. Car c'eſt cette même loi
qu'*Hippocrate* a ſentie par raport à la
Medecine dans ces expreſſions. *Lex naturæ omnia divina & humana furſum
ac deorſum viciſſim repandit.* C'eſt donc
de la raiſon ſouveraine que ſe trouve dé-
chuë la Medecine dans la nouvelle pratique, c'eſt de l'ordre commun qu'elle
s'eſt ſouſtraite, de cette loi naturelle qui
guérit les maladies en vertu de l'inſtitu-
tion du Créateur, *natura morborum
medicatrix.* ;. & c'eſt pourquoi l'art de
guérir paroit aujourd'hui ſans art entre

les

Epiſt. de
Morb.
de nat.
hum.

Lib. de
arte.

Lib de
vict. rat.

les mains de nos jeunes praticens à la mode. Est-il chute plus grave, ou décadence plus dangereuse, puisque de là s'ensuit l'indépendence de toute régle parmi ces Mrs, où la Medecine est devenue comme un *Parti bleu*, ou une troupe *acephale*, puisque les Disciples y en sçavent autant que les Maîtres. Mais est-ce à tort, depuis qu'ils ont renfermé toute la Medecine en trois remédes, la *saignée du pied*, l'*Emetique*, & le *Kermés*, sans les assujettir sous d'autres régles de conduite, sinon d'en précipiter & d'en hazarder audacieusement & aveuglément l'usage.

Le *déraisonnement* de cette Medecine est d'autant plus étonnant, qu'en conséquence toute réflexion se trouve oubliée parmi ces Mrs. En effet les nouvelles découvertes aïant si glorieusement manifesté dans l'anatomie la presence & la force dominante de la loi naturelle, établie dans la structure des parties, compassée suivant les régles de la plus exacte géométrie, & de la plus juste harmonie, jusqu'à faire voir l'*équilibre* naturellement établi par l'ordre du Créateur entre les *solides* & les *fluides*. C'étoient des leçons d'ordre, de réglement & d'arrangement méchaniques toutes dressées, & sur lesquelles

quelles il ne falloit que se tenir les yeux ouverts pour se guider dans la connoisfance de l'état naturel des fonctions pendant la santé, & de leur état non naturel dans les maladies. Rien après cela n'étant plus commun dans la bouche des nouveaux Medecins, que l'avantage que donnent aujourd'hui à la Medecine les nouvelles découvertes ; ce n'étoit donc en effet dans leurs discours qu'un fastueux jargon, pour se faire valoir dans le monde, surpris à la verité, par des termes flâteurs & imposants, tandis que rien de ces pompeux avantages ne paroit mis à profit pour le bien des malades, dans la nouvelle pratique.

La circulation du sang tant célébrée dans la bouche des modernes, & si digne des louanges dont ils l'honnorent, promettoit elle seule pour le progrès de la pratique en Medecine, tous les avantages que les autres nouvelles découvertes n'ont fait que confirmer à la gloire, & à l'honneur des Medecins, qui sçavoient user de ces avantages ? Que d'utiles réflexions à faire ! que de conséquences nécessaires à tirer pour la pratique de ce fait constaté par la circulation, que le sang qui part du cœur pénetre sans violence, puissamment pourtant

tant pouffé, jufqu'aux diftances immenfes jufqu'où s'allongent les vaiffeaux par leurs capillaires ! Ces diftances étant calculées ne font pas moindres que feroit la longueur d'un fil, qui entoureroit le globe de la Terre ; de là donc fe manifefte l'uniformité avec laquelle il faut, que ce fang marche fans fe troubler, fans broncher & fans refilier d'une ligne, aïant cependant à pénétrer des millions d'*angles*, de *cercles*, d'*obliquités* ou de *courbures*, & fouvent contre fon propre poids, pour ne point rétrograder, ou revenir comme fur fes pas vers le cœur. La leçon en tout cela fe trouve faite pour un praticien, dont le but eft de rétablir le fang dans l'uniformité, l'intégrité & l'univerfalité de fon cours & de fes diftributions ; mais eft-il leçon plus parfaitement oubliée dans la nouvelle pratique, où l'on craint fi peu en précipitant plufieurs fois par jour la circulation du fang vers les parties baffes, de lui imprimer des *impetuofités*, des *directions*, des célérités & des inclinations, auffi contraires au mouvement *progreffif* de la maffe, qu'au mouvement *inteftin* de fes fucs ou de fes parties ? Car l'on fçait dans la phifiologie moderne, que ce mouvement *inteftin*

dépend

dépend principalement du mouvement
libre des parties globuleufes du fang :
Or ces parties globuleufes doivent con-
ferver elles - mêmes leur nombre, leur
gravitation * propre, & fe trouver na-
geantes dans un fluide, dont les parties
elles-mêmes aient auffi leur *gravitation*
naturelle, afin qu'aucun fuc ne devienne
traineur ou ralenti en quelque endroit
que ce foit. La nouvelle pratique entre-
t-elle dans ces ménagemens ? paroit-elle
occupée de ces difcuffions, & de parer
à ces fortes d'inconvénients ? au contraire après avoir imprimé au fang des im-
pétuofités contraires à la nature & aux
régles de fon cours progreffif, elle prodigue prématurément même, les *amers*
animés du *Kermés*, mutin qu'il eft lui-
même & féditieux par la vivacité de fes
foufres exploffs & exaltés. Rien peut-il
tant contribuer aux marches forcées que
contracte le fang ainfi pouffé, agité &
follicité par des matieres ignées ou brûlantes, & en conféquence alterer fon
mouvement inteftin ? Que fi au contraire le fang fe trouve acculé ou accumulé dans quelque vifcere, ou en général dans les capillaires, vers lefquels il
aura été trop violemment pouffé ; à quoi
s'en prendre des inflammations, des dépots,

V. *Ma-*
xinus
Mecha-
nic. de
morb.
differt.
3. p. 2.

pots, des *confidences* inopinées & mor-
telles qui s'en enfuiveront, qu'à l'indif-
crétion d'avoir précipité le cours du
fang, & d'avoir oublié avec quelle len-
teur il doit pénétrer les capillaires pour
en être raporté fans interruption vers le
cœur ? & tout cela conformément aux
régles naturelles & connuës de la circulation, qui auroient dû aprendre à des
praticiens inftruits de la vraie *pathologie*,
à fe mettre en garde contre de tels inconvénients. Car ainfi habilement prévenus, auroient-ils pû ne pas concevoir
que des remédes tumultueux, agitatifs
(*agitatoria*) détruifant ou alterant le
volume, la confiftance, le poids ou la
gravitation des parties *globuleufes & lymphatiques* du fang ; c'étoit occafionner
des engagements de la part de ces fucs
devenus trop legers ou trop pefants, &
parconféquent mis hors de mefure, ou
des proportions qui les rendoient volu-
bles ou roulants, maniables & coulants.
Ce font tout des plus grands inconvénients, & la pratique nouvelle va par
fes dangereufes manieres à les attirer.

Ces Mrs. fe récrieront-ils fur ces pré-
cifions (comme ils les apelleront peut-
être) de *phyfique*, de *géométrie*, & d'*A-
natomie* ? Mais leur convient-il de tant
faire

faire valoir leurs hautes connoiſſances,
ſur ce qu'ont de plus fin les nouvelles
découvertes, pour ſe montrer ſupérieurs
à l'ancienne Medecine, en même tems
qu'ils ont moins d'habileté qu'elle, pour
prévenir des accidents, dont elle ſçavoit
garder ſes malades ſans diſcourir à la
verité auſſi élégamment ſur des cauſes,
que ces Mrs. ſe piquent de mieux connoître ? mais qui ſçavent moins bien
éviter les écueils connus à l'ancienne
pratique. C'eſt le fruit du mépris des
régles de la nature, qui eſt ordinaire,
& peut-être affecté dans la nouvelle
pratique. Or un mépris qui s'attaque
aux régles capitales & eſſentielles d'une
ſcience, eſt-ce rien moins qu'un liberti-
nage d'eſprit, un deſordre, un mépris
de conduite, une témérité, un *Brigan-*
dage ? Car ce violement des régles s'é-
tend infiniment loin, puiſqu'il va à
ruiner & les loix fondamentales de l'é-
conomie animale, & encore celles de la
méthode pour guérir les maladies, ſans
craindre d'ailleurs ni prévoir les mauvais
reſtes qu'elles laiſſent dans les entrailles,
entre les mains d'ouvriers qui ſe mettent au-deſſus de toutes les régles du bon
ſéns & de la nature. Car je vous en fais
juge, Mr. que deviennent les loix des
ſecré-

fecrétions, tant en maladie qu'en fanté, dans les manieres des nouveaux praticiens? elles ruinent ces manieres, & déconcer-tent tout raport & toutes proportions, entre les *fluides* & les *folides.* Car ceux-là fortent des arrangements de leurs par-ties inteftines, d'où cependant réfulte tout le tempérament, l'habitude, la *crafe* ou les qualités des humeurs ; ceux-ci perdent leur *ton* naturel par l'altération que porte à l'*elafticité* de leurs fibres, l'action peu mefurée de remédes hazardés, qui répandent la violence par tout le gen-re nerveux, le trouble dans tous les vaif-feaux, & encore plus l'*atarie* dans les *efprits*, ou dans les *ofcillations.* Peut-on après de telles manœuvres, efpérer que le fang conferve dans les capillaires, cette douce & lente circulation qui doit s'y faire fans s'interrompre, pour opérer dans l'habitude du corps une continuelle *tranfpiration*, & dans les vifcéres, les féparations non interrompues des diffé-rents fucs qui doivent fervir en maladie au rétabliffement de la fanté, & en fanté à la confervation de la vie. Ces *fecrétions* font indifpenfables à tous ces égards, & c'eft d'elles & de leurs régles, dont la nouvelle pratique s'occupe auffi peu, qu'elle les trouble ou les renverfe fouvent

par

par fes remédes déplacés ou incompé-
tents, incertains ou dangereux. En effet
il n'eft rien qui courre plus de rifque
dans cette pratique moderne ; toute occupée qu'elle eft à *incifer* ou à fondre
ces humeurs *glairieufes*, comme ils les
apellent, qui font la *partie blanche* du
fang, ou la *lymphe*, ce fuc fi précieux
à la nature, qu'elle prend foin de le
multiplier jufqu'au point qu'elle en fait
les deux parts de toute la maffe des
fluides répandus dans tous les vaiffeaux,
tandis que la *partie rouge* n'en fait que
le tiers. Ainfi la nouvelle pratique fe
propofe de ruiner, détruire, évacuer
même fans mefure un fuc des plus précieux au goût de la nature pour l'entretien de l'œconomie animale, puifqu'il y fait l'office de vehicule, pour
la répartition ou les diftributions des
autres fucs ; ou pour leurs *fecrétions*
dans les vifceres. Ainfi autant que la
nature s'étudie à tenir les parties fouples,
ou humectées par une lymphe qui les
remplit, les pénétre ou les imbibe, autant ces Mrs. craignent-ils peu de mettre tout à fec dans l'œconomie animale,
foit en deffechant les fibres *folides*, foit
en dépouillant de leur vehicule les molécules des *fluides*.

L'an-

L'ancienne Medecine avoit bien moins de fcience & de fafte en *phyfique* & en *geométrie*, mais mieux fenfée, elle fçut fe tenir toujours affujettie aux loix de la nature, perfuadée qu'à elles feules, elle étoit redevable de fes fuccès dans l'art de guérir ; convaincue enfin que rien ne fupléoit à fes loix, qu'il étoit du moins fi difficile de les retrouver, quand une fois on les avoit perdues de vûe, ou parce qu'on les avoit ruinées par des remédes manqués, ou parce que par la condition ou la caducité des chofes humaines, elles dépériffent d'elles-mêmes, ou manquaffent à elles-mêmes. Mais fur cette réflexion me permettrez-vous, Mr. de vous en communiquer cette autre, & fur l'état prefent de la Medecine & fur celui qui paroit la menacer. C'eft une obfervation conftante parmi ceux qui font les mieux inftruits des hiftoires des plus grands Empires, qui ont été les plus floriffants, & des Républiques qui ont été les plus glorieufes, que la fplendeur de ces Etats, leur luftre & leur félicité fubfiftérent autant que la févérité des anciennes loix y domina, par la fageffe des confeils de ceux qui gouvernoient, par la prudence dans leurs entreprifes, la modeftie, la fimplicité & le définterreffement dans toute leur conduite ; au lieu qu'ils tombérent ces fuperbes Empires , en décadence en panchant vers leur entiére ruine, à mefure qu'ils déchûrent de la févérité de de leurs loix , pour le réglement de leurs actions & de leurs mœurs. C'eft pourquoi le plus fage des Hiftoriens * prévit & prédit la ruine de l'empire Romain, parce qu'il le voioit manquer à l'obfervance de fes anciennes loix , & fortir des régles de la fageffe de fes peres. Sur cet exemple, Mr. que n'a-t-on pas à apréhender de l'état où fe trouve aujourd'hui la Medecine ? Le *Brigandage* dans fa nouvelle pratique la montre téméraire dans fes entreprifes , fans régle dans fes confeils , fans fageffe dans fes actions ; livrée au fafte , à l'ambition, à la fortune, fut-ce là la fageffe, la retenue. & la fimplicité de nos anciens maîtres ? Et en conféquence quel augure tirer fur ce qui doit arriver à toute la Medecine ? car la contagion de l'intérêt, de l'argent & de l'ambition, va bien loin. Cependant, Mr. pour ne point paroître vous exagérer une réflexion auffi affligeante , en creufant trop un trifte avenir, je reviens à ce qui eft du fait, ou de prefent dans la pratique nouvelle,ou dans fes effets.

* *Polybe.*

C'eft

C'eſt par une ſuite du mépris pour les régles de la nature, que l'on n'y craint rien ſi peu que de *décompoſer* les *fluides* ou le ſang, & de déconcerter la tiſſure, la *ſyſtole* ou les *oſcillations* des *ſolides* ; cependant c'eſt de là que s'en ſuivent des convaleſcences infiniment traverſées, ou des dérangemens continuels de ſanté, des engagemens dans les viſcéres, des obſtructions dans les glandes, des *ſpaſmes* habituels & des flatuoſités dans les *membranes*, ou dans toutes les parties qui ſont comme les dépendances, ou comme les *appendices* & les productions du genre nerveux. D'auſſi triſtes reliquas de maladies en conſéquence de remédes mal entendus, mal ordonnés & trop fréquens dans la nouvelle pratique, ſeront-ils des marques de la ſageſſe de la Medecine qui les preſcrit ? Car par la raiſon qu'il ſe fait des décompoſitions du ſang, par la vertu ignée des remédes chymiques (tels que le *Kermés*) aujourd'hui emploiés trop familiérement pour la cure des grandes maladies, les plus malignes ou les plus inflammatoires. Ce ſont des déſunions des parties inteſtines du ſang, que la force & l'activité de ces remédes ſépare, écarte, ou diviſe. En effet ces parties inteſtines

étant

étant *globuleufes*, liſſes, roulantes, *elaſ-
tiques* & gliſſantes, tout ce qui peut les
trop agiter, cela les écarte les unes des
autres, ou les ſépare en les déroulant
plus ou moins, ſuivant l'activité des remédes. Or ces parties *globuleufes* étant
compoſées chacune de ſix autres particules *plan-ovales*, *diaphanes* chacune en
leur particulier, dont l'aſſemblage ou
union fait la couleur rouge du ſang,
l'écartement de toutes, ou de pluſieurs
de ces particules *plan-ovales*, fait la
couleur blanche. Raiſon pour laquelle le
ſang des poiſſons eſt blanc, parce que
les particules *plan-ovales*, ne s'y voient
unies que deux ou trois enſemble. Il eſt
donc aiſé de concevoir, comment dans
de grandes maladies, ces parties venant
à être déſunies, font un ſang plus ou
moins haut en couleur. Ainſi donc ces
globules font par le déroulement de leurs
particules *plan-ovales diaphanes*, éparſes,
confondues, & comme noïées dans la
ſéroſité, qu'un tel ſang venant à être reçu
dans l'eau par la ſaignée du pied, ne lui
donne qu'un rouge pâle ou peu foncé,
ou que tombant ſur du linge, il ne le
teint que très-ſuperficiellement. Ces manieres de *décompofitions* font donc prendre le change à plus d'une ſorte de perſonne,

fonne, en leur faifant fouvent conclure, qu'un tel fang eft comme un vin paffé (*vappa*) fans force & de la nature de l'eau, tandis que cette couleur eft fouvent la fuite de l'ufage des remédes chauds & brûlants, l'effet parconféquent d'une chaleur dominante qui tient le fang trop dévelopé par cette forte de fonte. Ceci s'obferve dans les *pâles couleurs*, où le fang que l'on tire aux malades, n'a prefque ni couleur ni confiftance fur le linge où il tombe, & cependant le pouls eft dur & fiévreux. Cette décompofition n'eft donc rien moins qu'une *diffolution*, finon des premiers principes, du moins un déplacement de fes parties *intégrantes* ; ce font les *globuleufes*, aufquelles arrive de *fufer* enfemble, comme aux fels, lorf-qu'ils font dans l'état d'une efpéce dé-fufion, (*ftatus fluoris*) parce que les particules *plan-ovales* qui doivent dans l'état naturel s'unir en nombre de fix pour former chaque globule, & donner au fluide fanguin fa couleur rouge, fe trouvent éparfes & flottantes fans liaifon dans la férofité du *fang*, où elles prennent la couleur *diaphane*, qui eft propre à chacune, quand elles font féparées, & ainfi font une couleur moins rouge. Mais alors le fang devenu auffi trop fluide, &

B iij coulant

coulant trop rapidement dans les vaiſſeaux, il n'eſt preſque plus ſuſceptible de ce doux ralentiſſement qu'il doit coutraĉter dans les capillaires pour conſommer l'ordre des *ſecrétions.* Pour cette raiſon les *coĉtions* ſont tardives dans les fiévres malignes, & l'on y tire de beau ſang en aparence par les ſaignées, parce qu'un ſang qui coule d'un pourpre clair & luiſant dans les palettes, n'eſt tel que parce que ſes *globules* étant fondus ou réſouts par le déplacement ou la ſéparation de la plûpart de ſes particules *plan - ovales,* dont l'union faiſoit ſon rouge naturel, & l'arrangement propre aux *ſécrétions,* elles manquent en effet de ſe faire dans leurs tems. Auſſi obſerve-t-on que la ſécrétion qui manque aux perſonnes du ſexe, dans les *pâles couleurs,* n'a guéres d'autre cauſe de ſon retardement ou de ſa ſupreſſion, que la rapidité du cours du ſang au travers les capillaires. Il eſt auſſi peu vrai que le ſang ſoit alors refroidi, dénué de chaleur ou d'eſprits & pareſ-ſeux dans ſon cours, qu'il eſt ordinaire que le pouls dans cette indiſpoſition eſt dur, ſerré, fréquent ou *ſerratile,* preuve de l'ardeur du ſang & de l'état de *ſpaſme,* & de ſerrement ou rétreciſſement con-vulſif, où ſe trouvent les *tuniques* des artéres.

artéres. Ardeur d'ailleurs qui vient si peu de sucs pourisants , d'humeurs aigres ou viciés, que la langue en ces malades , n'est chargée d'aucun limon blanchâtre, *pituiteux* , ou d'aucune crasse humorale , qu'au contraire elle se montre rouge vers la pointe & sur les côtés , en même tems que le milieu paroit sec & aride ; toutes marques d'ardeur, de feu & d'irritation par la contraction de tant de fibres musculeuses qui composent la langue , & dont la constriction retient la salive dans les vaisseaux qui sont comme étranglés. Ces raisons *pathologiques* sortent comme du sein de la nature , de ses loix , de ses manieres. Ce sont des observations de *physique* , des réflexions *géométriques* , & des faits *anatomiques* , toutes choses qu'on aperçoit par les sens , que l'on voit de ses yeux , puisqu'on compte les particules *plan-ovales* qui composent les globules du sang. Choses enfin qui se montrent sensiblement dans la structure des parties *solides* , par la plus intime dissection qu'on sçait aujourd'hui en faire. Rien porte-t-il plus à suivre dans la Medecine moderne , les meilleures régles de la nature , qui ont si heureusement dirigé les vues & les œuvres des anciens praticiens ? Mais ce sont

les

les nouvelles découvertes, qui manifeſ-
tant l'art admirable de ces régles ; rien
donc n'eſt plus étonnant que de voir les
Auteurs de la nouvelle pratique, ces faſ-
tueux géométres, ſi peu attentifs, pour
ne pas dire négligents, à maintenir &
nourir leurs diſciples dans l'étude de la
géométrie de ces régles, & dans le ſoin
de les ſuivre. Au contraire toutes ces
attentions ſont oubliées dans leur conduite, où le hazard, la témérité &
(diroit-on preſque) l'ignorance de toutes ces utiles connoiſſances, prendroient
la place dans leurs œuvres. L'on ſçait
pourtant combien pluſieurs de ceux qu'on
croit les chefs de cette nouvelle Medecine, ſont inſtruits dans les nouvelles
découvertes, & ils ont trop ſoin de le
dire en public & en particulier ; la *phyſique* à les entendre eſt leur étude & à
leurs faveurs, la *géometrie* leur amitié,
& l'*anatomie* eſt le cher objet de leurs
réflexions. Pourquoi donc accoutumer
les eſprits des jeunes praticiens qui ſe livrent à leurs ſoins, à ignorer ou oublier
ſi étrangement les loix de la nature, leſquelles ſe retrouvent dans toutes ces
ſciences ? Sera - ce là un des moindres
domages qui s'enſuivra du *Brigandage*
de la Medecine dans la nouvelle pratique ?

Une

Une autre efpece de *décompofition* du fang paroit dans fon épaiffement, ce vice fi ordinaire dans les grandes maladies. Car l'éparpillement des particules *plan-ovales*, par leur déroulement, fait la diffolution du fang, & par-là il eft éloigné de fa confiftence naturelle & hors de fes *proportions*, pour qu'en circulant uniment, il ait le tems d'opérer fes *fécrétions* dans tous les endroits où il doit s'en faire. Par une raifon contraire le raprochement des *particules plan-ovales* enferrées par le trop de confiftance & d'*élafticité* dans la partie blanche, ou dans le réfeau qu'elle forme pour contenir en fituation, dans leur ordre & directions les parties globuleufes, fait l'épaiffiffement du fang. Or l'épaiffiffement du fang n'eft caufé & entretenu, plus ordinairement & plus efficacement, que par les remédes chauds ou brûlants, acres ou *ftimulants* ; parce que ces drogues font un double mauvais effet, d'où réfulte néceffairement l'épaiffiffement de fes parties, forties comme des chatons qui les contenoient, & le retardement de fon cours, par le manque de véhicule, que ces drogues deffechent ; & en conféquence de l'épaiffiffement, l'empêchement de fes opérations naturelles.

La

La chymie n'y aporte point tant de façon, car concevant par épaiffiffement la *coagulation* des fucs, un *acide* fe préfente à fes ordres, pour opérer fur le champ l'épaiffiffement du fang ; parce que les principes de chymie étant de commande, & de l'invention des hommes, ils fe trouvent toujours au fervice de l'imagination des Chymiftes. Mais c'eft précifément le défordre arrivé dans la pratique moderne ; la chymie y domine, & fes loix qui font celles de l'art, aïant pris la place de celles de la nature pour la conduite de fes Medecins, ils fe trouvent continuellement hors de la voie de guérir qu'*Hippocrate* avoit trouvée (*via inventa eft*) & ainfi la Medecine entre les mains de ces Mrs. courant toujours après des principes opofés à ceux de la faine pratique ; ils fe trouvent continuellement engagés dans des écarts, ou en de continuelles méprifes. Par exemple donc, & fans fortir du fujet qui eft ici traité ; fçavoir, de l'épaiffiffement du fang, l'*acide* tant vanté & fi autentiquement reconnu pour la caufe des *coagulations*, eft fi peu celle de l'épaiffiffement du fang, que ce n'eft qu'après le ralentiffement de fes parties, qu'il fe fait ou fe manifefte des aigreurs dans le

fang,

de forte que ces fortes de qualités falines
fuivent toujours les caufes des maux
dont ils ne font que les effets qui les
fuivent & jamais les origines qui les
précédent.

Et ceci revient à l'obfervation fi naturelle du célébre *Boyle*, par laquelle cet
illuftre fçavant nous fait connoître que
ce n'eft qu'après avoir laiffé fécher fur
un verre la lymphe ou la partie blanche
du fang, que l'on y aperçoit de diffé-
rantes configurations de fels *nitreux*, *vi-
trioliques*, *&c.* tout de même la partie
blanche du fang dans les vaiffeaux ne
contracte de l'aigre ou de l'acide, qu'a-
près qu'elle s'eft ralentie, & par-là épaiffie
dans leurs capacités. Mais là-deffus fe
manifeftent évidemment les loix naturelles, fuivant l'idée ci-deffus nommée de
l'action des drogues chaudes, comme le
Kermés, par exemple, que l'on aura in-
troduites dans le fang. En effet, elles
caufent toute à la fois deux impreffions,
qui vont toutes deux à l'épaiffiffement,
l'une fur la fibre du fang, l'autre fur les
tuniques de fes vaiffeaux. Or cette fibre
en formant le réfeau du fang, les mailles de ce réfeau font comme des chatons
mous & fléxibles, qui enchaffent les
globules du fang, & ces mailles venant

à fe

à fe refferrer , il arrive ce que fait l'*ef- prit de vin*, fur le fang qu'il durcit. Alors donc les particules *plan-ovales* n'aïant plus la même liberté pour fe mouvoir , ou pour glisfer l'une fur l'autre , la masfe des humeurs doit fe ralentir , parce que le mouvement de ces parties inteftines qui font comme encheveftrées , fe trouve ralenti. Mais en même tems les tuniques des vaisfeaux étant contractées par le *fpaf- me* où les mettent les drogues chaudes , par la même raifon qu'un parchemin fe retire à l'aproche du feu , elles rétrecisfent leurs *diamettres.* Alors donc la *partie blanche* en presfant la *partie rouge* , l'empetre & l'embarasfe , & toutes deux confondues , elles font un *coagulum* , où cette coene dure , tenace , & fouvent autant épaisfe qu'une peau qui couvre le fang dans les palettes. C'eft ce que les anciens praticiens les plus verfés dans la connoisfance des maladies , & les mieux inftruits fur leurs cures & les dangers qu'il y faut prévoir , ont toujours apellé du *fang pourri* , parce qu'en effet ils avoient obfervé que l'œconomie animale , n'étoit jamais fi dangereufement pervertie dans les grandes maladies, que lorfque le fang paroisfoit ainfi épais & coeneux. Ausfi n'étoient-ils contens des faignées , que
lorf-

lorſqu'elles évacuoient cette ſorte de ſang.
C'eſt qu'ils avoient compris que la vie
étoit d'autant plus en danger , que les
principes du ſang étant ou confondus (ce
qui eſt une décompoſition) ou empétrés
dans des ſucs tenaces & gluants , la chaleur naturelle ne pouroit preſque plus re-
luire , ni venir au ſecours de la Medecine , pour procurer ou des *criſes* ou de
louables *coêtions* , & ainſi terminer heureuſement les plus grandes maladies. Voilà , Monſieur , cependant de quoi paroit
peu occupée la nouvelle pratique ; mépriſant dans ſon *Brigandage* , ou ignorant les dangers , ou elle met & laiſſe les
corps & les entrailles des malades qu'elle
traite. En éfet ce fond d'épaiſſiſſement ſe
gliſſant ou s'inſinuant ſourdement juſque
dans les réduits du corps les plus intimes ,
& pour ainſi dire les plus ſacrés , il les
empoiſonne par le vice mortel , ou le
plus dangereux qui puiſſe attaquer la
ſanté.

Car c'eſt juſque dans la *lymphe nerva-*
le , c'eſt-à-dire les *eſprits* ou les *nerfs* , que
ſe porte l'impreſſion du ralentiſſement ,
& le ralentiſſement lui-même quand une
fois ſe ſang en a été imbu & pénétré. Or
par combien de drogues chymiques deſ-
ſechantes & brûlantes , ou par de mau-

C

vaiſes

vaises manœuvres qui déplacent les sucs
ou les parties du sang. Ces Mrs. ne tra-
vaillent-ils pas dans la nouvelle pratique
à renverser l'ordre & l'arrangement des
fluides ; & en conséquence à les déranger,
les altérer & les dessecher ? or n'est-ce pas
l'effet naturel de tous les cordiaux mé-
talliques , des diaphorétiques ignés , &
de sudorifiques minéraux , sulphurés ,
volatils & brûlans qu'emploie la nouvelle pratique , tels que sont le *Kermés* ,
le *Lilium de paracelse* , qui contient les
soufres de métaux , & tous semblables *bru-*
lots , qu'ils craignent si peu de prodiguer
dans les maladies les plus inflammatoires
ou les plus malignes , jusque-là que quelques-uns y ont hazardé des *mercuriels.*
Mil accidens arrivent à ces occasions ;
car les malades deviennent sujets à des
tressaillemens convulsifs , à des tremous-
femens ou soubressauts dans les tendons ,
à des balbutiemens de la langue , à des
altérations extraordinaires dans le son de
la voix , à des petits tiraillemens dans les
lévres & dans les paupiéres , tous indices
d'un *héréthisme* qui a passé dans presque
tout le *genre nerveux* , ou jusque dans
ses menus *fions.* La raison en est claire
dans l'usage des remédes chauds , emploïés
dans les dispositions inflammatoires du
sang ;

fang ; parce qu'alors la lymphe devenue
coeneufe, paffe épaiffie des vaiffeaux fanguins dans les nerfs , ce qui eft porter une
caufe de trouble dans les efprits. D'ailleurs
l'on fçait jufqu'à le voir de fes yeux par
l'anatomie , quel eft le nombre innombra-
ble de vaiffeaux fanguins qui entourent
jufqu'aux moindres fibriles *nerveufes* ,
tendineufes, & *mufculeufes*. A quel danger donc ne doivent pas être expofées
les fibres de toutes ces parties ? car de leur
ordre, de leur arrangement, & de leur
direction dépend l'uniformité, la douceur
& l'égalité de leurs contractions, & des
ofcillations. Or qui peut ne pas comprendre à quelles *diftractions*, à quels écartemens fe trouvent alors expofées ces fibres,
remplies alors & imbibées, non plus d'une
lymphe en rofée, d'une eau fpiritualifée,
ou d'une vapeur chaude, douce, *fpiri-
tueufe*, mais d'une férofité compacte &
épaiffre en efprits corporifiées, en même
tems que des millions de vaiffeaux fanguins font remplis d'un fang *coeneux-
élaftique* ? car comprimant par fon poids
ou fon volume , & agitant par fon élafticité ces fibres, il les irrite par autant d'endroits & de poins, qu'il y a de circonvo-
lutions dans les vaiffeaux fanguins, qui
comme des *ferpentins*, entourent chaque

V. San-
torin de
fibra.

C 2   fibre,

fibre , & chacune de ces fibriles. En faut-
il davantage pour concevoir tout en é-
branlemens , en tremouffemens , & en agitations convulfives dans tout le genre nerveux & membraneux ?

Tant fe multiplient , & auffi loin fe
répandent ou fe communiquent les éfets
& les facheufes conféquences de l'indifcre-
te manœuvre de la nouvelle pratique ;
elle fe livre aux remédes chymiques les
plus acres comme le *Tartre émétique* , &
les plus vifs & les plus chauds , tels que
font les *Kermés* , le *Lilium* , &c. & ces
Meffieurs qui la dirigent fe bouchent les
yeux fur l'anatomie , c'eft-à-dire, fur la
ftructure des nerfs & des parties mambra-
neufes ; cependant cette connoiffance leur
auroit fait apréhender ce qu'ils ont apris
dans la *Phifique géométrique* , de l'action
& des éfets de la force du *Coin* ; puifque
c'eft une efpece de *Coin* , que forme &
qu'interpofe dans les interftices des fibres
nerveufes un fang coeneux , une lymphe
rendue épaiffie. Après cela donc que penfer autre chofe de cette milliaffe de menus vaiffeaux fanguins , qui tapiffent les
tuniques fines ou *Aracnoides* , qui renferment chacune de leurs fibriles ? car ce
fang étant épaiffi & fixé dans les interftices & les courbures que forment entr'elle

*Maximus
mecha-
nica
Morb. p.
differt.*

tr'elles ces fibriles nerveufes, n'eft-il point
évident à un efprit qui penfe qu'un corps
ou une matiere *elaſtique*, ainſi encoignée
ou interpoſée entre des parties capables de
diſtraction, de divulſion, & décarte-
ment, auront à en fouffrir d'étranges dans
une telle ſituation ou une telle enche-
veſtrure. C'eſt donc un état de preſſe &
de gêne dans les nerfs qui les tient en fou-
france & en léſion continuelle, & voilà la ſource de tant de mouvemens con-
vulſifs, où ces remédes mettent les malades de ces Meſſieurs, ou bien où ils
les laiſſent. Car étant démontré qu'un   *Ibid.*
cordon de nerf en pareil cas peut croître
en groſſeur autant différente de celle qui
lui eſt naturelle que 1. eſt différent de 8.
ne devient-il pas ſenſible qu'il doit ſe
racourcir en même proportion ; & pour
lors quel tiraillement, quelle tenſion dans
les branches, qui partant d'un *plexus*,
tel qu'il ſoit, attireront vers leurs principes, les parties, *os*, ou organes, *muſcles*
ou *viſceres*, aufquels elles ſe terminent.
Car voilà la juſte idée de l'état *ſpaſmodi-*
que ou convulſif des parties, quoique bien
diférent de la cauſe que lui prête la chymie, laquelle donnant tout à ſes pi-
quans & à ſes fels, attribue les convulſions
à l'irritation qu'ils font ſur les nerfs,

C 3

tan-

tandis que l'anatomie plus fûre qu'elle
pour la Médecine , démontre que la tenfion , le retirement ou contraction des fibres des nerfs , parce qu'elles changent
d'angles , ou d'attitude , fait la convul-
fion.

Pour s'être encore trop prêté à ces régles arbitraires & artificielles de la chymie , ces Meffieurs les Sectaires de la nouvelle pratique , fe trouvent de plus en plus
éloignés des loix nouvelles , c'eft-à-dire
de celles que la nature a inftituées , pour
donner aux parties la faculté non-feulement de fe fléchir en tout fens , mais encore dans des cas extraordinaires , de s'allonger d'une maniere étonnante , ou de
s'accourcir en fe retirant vers leur principe , mais dans les mêmes proportions ,
avec lefquelles elles s'en étoient éloignées.
Car ces contractions des fibres ou des tuniques fe font en mêmes *raifons* que leurs
allongemens ou leurs dilatations , comme
il eft encore prouvé en géométrie. Se
conduifant donc par les obfervations , &
fur les infpections anatomiques , la ftructure des parties leur auroit apris que les
fibres mufculeufes , comme le fait obferver le fçavant *Borelli* , font comme des
chaînes compofées d'une infinité ce femble de petits chaînons élaftiques , contenus

entre

V. *Ma-
zinus*
Mecha-
niea
Morb.
diſſert.
1. p.

entre deux lignes *paralelles*, & tellement
difposés qu'ils s'allongent chacun fans fe
rompre. Un autre fçavant Medecin, auffi
Géomettre, fait obferver que le tiffu originaire & primordial des parties, n'eft
qu'un amas de petits fachets véficulaires,
lefquels fe dilatant avec l'âge, & s'emplif-
fant de lymphe à mefure, font que les
parties d'un très-petit volume dans leur
origine, s'accroiffent d'une maniere fur-
prenante, puifque de cela feul fe forme
le volume des chairs, des os, des mufcles, & des graiffes. Rien donne-t-il plus
de jour pour faire comprendre jufqu'à
quelle énormité d'allongement font capables de s'étendre les parties du corps humain. Enfin un troifiéme Medecin Géomettre encore & des plus éclairés, vient
de nos jours faire concevoir fuivant la
penfée de Mr *Bernoulli*, la forte de réfeau qui compofe le tiffu des tuniques
& des membranes, faifant remarquer la
méchanique que l'on obferve dans les
mailles élaftiques de ces réfeaux. Mais
l'illuftre Mr *Stenon* avoit enfeigné bien
long-tems auparavant, qu'en changeant
d'angles, les mufcles prennent des figures
différentes dans leurs fibres, au moien de
quoi ces parties fe donnent plus ou moins
de largeur ou de longueur, de même
maniere que venant comme à fe dépliffer

de

Keill.

*M. Mi-
chel-
lotti.*

de plissées qu'elles étoient , elles se dilatent en long ou en large , en haut ou en
bas suivant les besoins de l'animal. En cela donc il ne faut ni *sel* , ni *acre* , ni piquant de la chymie , l'*alternation* , ou le
changement varié des angles faisant changer ceux des mailles du réseau musculai-
re , les côtés de ce réseau changent les pa-
rallelles nuds , & de là naissent des figures
différentes , des situations de fibres changées , des accourcissemens , des allongemens , des étrecissemens , des *crispations* ,
des corrugations , &c. dans l'état donc de
situation naturelle du tissu des parties , &
de leurs fibres , devient-il douteux à quels
écartemens de fibres n'exposent point les
drogues acres , *stimulantes* , & chaudes des
chymistes , si hautement cependant adoptées dans la nouvelle pratique ? en conséquence il devient sensible , pourquoi
des corps au sortir des mains de semblables Medecins , demeureront sujets à tant
d'affections *spasmodiques* , *spléniques* , &
plus souvent encore de passions *histéri-*
ques. Car le genre nerveux étant infiniment plus délicat , & plus foible dans
les personnes du sexe , leurs entrailles (où
se trouvent les principaux *plexus* nerveux
du corps humain) conservent dans le
fond de leur tissure des écartemens faits ,
réels ou habituels , dans lesquels restent
niché s

nichés des fucs falins, brûlés & ralentis ; finon le même genre nerveux étant devenu facile à s'écarter dans fes fibres, celles-ci donnent de faciles accès à des fucs épaiffis, fur tout à la lymphe dégénérée de fa confiftance, & apefantie, pour s'interpofer dans les interftices de ces fibres ; parce qu'étant hors de leurs liaifons, & de leur *ton* naturels, elles font moins de réfiftance à ce qui leur aborde ; & de là fe forment ces pentes fi ordinaires aux affections *fpafmodiques*, & fur tout à ces accès quelquefois périodiques de vapeurs, qui affligent fi étonnemment certaines perfonnes du fexe.

Du moins aperçoit-on en tout ceci, Mr. les caufes ou les occafions prochaines de bien des maladies, & les femences de beaucoup d'infirmités, dont eft menacé le corps humain par une telle Medecine. Car fi les *folides* comme on vient de le voir, y font expofés à de fi grands inconvéniens, les *fluides* n'y courent pas moins de rifque, parce qu'auffi mal menés & auffi peu ménagés qu'ils le font, & dans leurs mouvemens de circulation, & dans leur *crafe*, ou leurs qualités propres, ils rifquent infiniment de dégénérer en des fucs falins, acres, brûlans, inconnus ou étrangers à la nature de nos corps.

De

De là viendront ces affections traitées de *scorbutiques* (tandis qu'il est dans nos climats si peu de véritables *scorbuts*, qui deviennent aujourd'hui si fort du goût de la science vulgaire en Medecine, ou bien ces fluides étant prodigués par des évacuations indiscretes, outrées, forcées, & prématurées, elles laissent à sec les molécules roulantes du sang, & par là contribuent infiniment à son ralentissement, & à l'épaississement de sa *lymphe*, dont l'on vient d'observer les dangereuses conséquences pour le genre nerveux. En effet de quoi ne sont pas capables à cet égard ces purgations réitérées, pour, dit-on, vuider la *bile*, & tarir les *sérosités*, que l'on fait causes des maladies les plus facheuses ? Cependant vous le sçavez, Mr. combien la presence de la *bile* est nécessaire dans l'œconomie animale, soit pour entretenir les fonctions, soit pour les rétablir. C'est le beaume naturel du chyle, l'*amer* né pour le garantir d'aigreur ou de semblable corruption. C'est d'ailleurs un *savon* naturel qui rend lisses & glissantes les premieres voies, où se donne le premier branle ou la premiere impression de mouvement pour la circulation du *chyle* & de la *lymphe*, & c'est ce que l'art fait tous les jours par les mains des ou-

vriers,

vriers, lorſqu'ils ont à mettre en marche quelque lourd fardeau qu'ils veulent tranſporter, car ils frotent de ſavon les traineaux ou couliſſes par où ces fardeaux doivent couler, où ſur leſquels ils ont à gliſſer pour arriver à l'endroit où ils ſont deſtinés. Tout de même la nature aiant à faire marcher au loin le *chyle*, elle commence par faciliter la puiſſance qui doit d'abord le mettre en mouvement, & comme lui donner la premiere impétuoſité, pour le faire arriver heureuſement juſqu'au terme qui lui eſt deſtiné. Cette puiſſance eſt la *vertu ſyſtaltique* des fibres des premiers inteſtins, leſquels ſe trouvant arroſés & imbibés d'un ſuc ſavonneux, qui tient leurs fibres liſſes & ſouples, ſont rendus capables d'une *ſyſtole* plus parfaite ou plus forte, parce que les fibres ſe trouvant plus de jeu, ſe contraĉtent d'une maniere plus exaĉte & plus ſerrée. Ainſi le chyle, où les ſucs nourriciers qu'ils charient, ſont efficacement & utilement pouſſés au loin. Voilà cependant cette humeur que l'on eſſaie pour ainſi dire d'exterminer, en ſe hatant, pour plutôt s'en défaire, de la chaſſer haut & bas, c'eſt-à-dire par l'*Emétique* donné à outrance & tout d'abord, & par les *purgatifs* réitérés, comme s'il n'étoit queſtion

tion pour guérir que d'évacuer la bile. C'eſt ſouvent cependant bien moins par ſon volume que par ſes qualités qu'elle demande d'être traitée ; de maniere qu'étant menée en douceur par les *délayants*, les adouciſſants & les calmants , elle ſe réduit ſouvent d'elle-même , & avance la guériſon , par la facilité qu'elle procure aux digeſtions & aux coctions des humeurs.

Le dégât que l'on fait de la ſéroſité que l'on veut auſſi ce ſemble abſolument exterminer, n'eſt pas d'une conſéquence moins dangereuſe ; comme elle eſt le véhicule du ſang & des matieres deſtinées aux *ſécrétions* , elle eſt auſſi le véhicule , & fait le fond des ſucs , dont il faut procurer la *coction* dans les vaiſſeaux , & la *tranſpiration* dans l'habitude du corps. Rien donc eſt-il tant capable de faire des cures avortées , des *coctions* incomplettes , des *dépots* , des ralentiſſemens de ſucs dans les viſcéres , enfin des *obſtructions* , qui jettent les fondemens de la plûpart des maladies chroniques, que de mettre ainſi les viſcéres à ſec.

Voilà donc , Mr. d'étranges menaces pour des ſantés qui auront eſſuié en maladie le *Brigandage* de la nouvelle pratique.

que. Car rien ne feroit fi peu raifonnable, Mr. que d'opofer à toutes les raifons, cette mauvaife réflexion ; que toutes ces prétendues menaces n'ont point d'auffi mauvais effets, puifque les malades traités par la nouvelle pratique, ne paroiffent point effuier d'auffi mauvaifes fuites, que celles dont on voudroit ici leur faire peur. Car ce que répondroit là-deffus *Hippocrate* lui-même ; qu'il ne faut pas juger de la bonté des remédes ou de la juftefse des vûes & de la conduite des Medecins, parce que l'on voit guérir parfaitement dans leurs mains des malades, fouvent même après de dangereux remédes. C'eft que felon fa penfée, il faut juger d'un mauvais Medecin comme d'un mauvais Pilote, *quare medicorum plerique malrum navium gubernatorum mihi fimillimi videntur, &c.* parce que l'habileté d'un Pilote n'eft bien fenfible que dans les tems des tempêtes, au lieu que fes fautes, même groffieres, ne font point aperçues dans les tems de bonnace ; tout de même, il eft des maladies de moindre conféquence, où les fautes d'un Medecin font moins aperçues, parce qu'elles ne troublent pas abfolument la nature ; au lieu qu'en des maladies graves, l'on s'aperçoit de leur

De veteri Medicinâ, p. 18.

D im-

impéritie ou de leur témérité, parce que les mauvais effets qui s'en enfuivent deviennent manifeftes, ou qu'ils ne font pas long-tems à paroître. (*Errorum*) *enim cujufque vindices pænæ præfto funt, neque. in longum differuntur.* Auffi le fçavant Interpréte d'*Hippocrate*, expliquant ce qu'il faut entendre par ces peines vangereffes, *vindices pænæ*, il les interpréte du domage grave & dangereux que reçoit la fanté après ces fortes de fautes commifes en pratique. *Quia poft errata commiffa, ftatim aliquod malum fupervenit, quod ægrotanti damnum, medico autem ignominiam parit.* Au furplus la raifon pour laquelle l'on comprend que nos corps font capables de réfifter à la mauvaife manœuvre des Medecins qui les traitent contre les régles de la nature, fe tire de la fageffe du Créateur, qui aïant prévû ces inconvénients a pourvu à la confervation de l'homme, en donnant à fes organes non-feulement de quoi entretenir la vie, mais encore un fond fupérieur de force à cette puiffance, pour ne pas fuccomber à la violence des occafions & des caufes extraordinaires, qui pouroient le détruire, & cela par l'étendue des loix du Créateur, qu'il a établies pour maintenir fon ouvrage jufqu'au

terme

terme qu'il a preſcrit pour ſa durée.

D'ailleurs, Mr. que penſer des ſuites de la nouvelle pratique, quand après des maladies, que certains accidents n'ont pas coutume de ſuivre, on les y voit cependant aſſujettis. Car un praticien éclairé ſur l'hiſtoire propre à chaque maladie, ſçait à quoi s'en tenir ſur le courant & les chûtes, les fins ou les ſuites preſentes, ou futures de chacune d'elles ; c'eſt-à-dire qu'inſtruit d'un mal qui peut s'enſuivre d'une telle ou telle maladie, il s'occupe de tout ce qu'il faut faire pour y pourvoir ou le prévenir. Quand on voit des *crachemens de ſang*, des *phtiſies*, des *fluctions inflammatoires* s'attaquer aux yeux, à la gorge, *&c.* après de *petites Veroles*, & des *Rougeoles*, traitées à la nouvelle façon, pendant que de ſemblables maux ſont écartés par la bonne méthode de guérir ; les bons connoiſſeurs ignorent-ils à quoi s'en tenir ſur le compte de ces hetéroclites praticiens, convaincus comme ils ſont par leurs lumieres & par leur pratique, que ces accidents ſont du fait des Medecins qui ont mal gouverné la *petite Verole*, la *Rougeole, &c ?* Encore, quand on voit des convaleſcences traverſées par tous accidents, qui font voir que le ſang eſt de-

demeuré après de grandes maladies, dérangé dans l'uniformité de son cours, dans ses *sécrétions*, dans ses *coctions*, & ses *dépurations* ; ou tout est en souffrance ou en langueur, parce que la nature a été mal servie ; que penser autre chose, sinon que ce n'est point la nature qui a manqué à la guérison du malade, mais que c'est la conduite du Medecin qui a manqué aux conseils & aux loix de la nature, pour avoir essaié de se mettre au-dessus d'elle ?

Après cela, Mr. peut-on douter du *Brigandage* de la Medecine, prouvé ainsi par des faits si étranges, des conséquences si affreuses, des menaces du moins fondées & aussi terribles ? N'est-ce point d'ailleurs une sorte d'assurance de pouvoir périr, quand on aime à se mettre dans le danger ? *Qui amat periculum, peribit in illo.* Quelle étrange attente donc pour des santés qui auront été ébranlées jusque dans leurs fondemens, dans les mains de tels Medecins ! Car si vous voulez bien, Mr. y faire l'attention que mérite la matiere, peut-on se dissimuler que c'est l'ordre même du Créateur qui se trouve infiniment altéré par le déchet de l'équilibre qu'il avoit institué, qui est infiniment affoibli ou dérangé dans

ce

ce qui vient d'être obfervé ? Car en effet tout y eft forti de l'harmonie merveilleufe qui fait le fond de la fanté, tout y eft hors du concert de fes fonctions, parce que ce concert dépend de la fimmétrie qui eft perdue, & qui doit être en chacun des organes en particulier, & entr'eux tous en général pour entretenir l'ordre dans l'œconomie animale. Ainfi, Mr. ce n'eft ni injuftice, ni calomnie que ce qui eft avancé dans le traité du *Brigandage*, puifque le mal que l'on y dit de la nouvelle pratique, ne confifte point en ce qu'on le dit, ou en ce qu'on lui imputeroit, mais en ce qu'il eft réel & réellement fondé.

On l'accufe encore cette étrange pratique, qu'après avoir commencé le traitement des plus grandes maladies par le mépris des loix de la nature, & l'avoir ainfi continué, elle acheve de les méprifer en ceux qui lui échapent, en laiffant ces loix altérées, affoiblies ou dérangées. Or la réalité de cette altération eft autant effective, qu'il eft vrai que c'eft dans l'équilibre qu'elles maintiennent entre les parties, que confifte la fanté. Or cet équilibre, d'où dépend-t-il ? d'un rien, pour ainfi dire (*momentum*) qui tient ces loix dans un concert égal,

 uni-

uniforme ou unanime. Car ce font deux
prefque rien (*duo momenta*) qui contre-
péfant les puiffances des folides *equipol-*
lées l'une à l'autre (*æquipollentia*) ne
prévalent l'une fur l'autre pour allonger
ou accourcir , dilater ou rétrecir le tiffu
des parties , que par quelque chofe de
contraire à la nature , qui furvient , &
qui fait que l'une furmonte l'autre , ou
qu'elles fe furmontent toutes les deux.
(*momenta præpolentia*) Dans une telle
précifion de *proportions* , de juftefses &
de puiffances *équipollées* , faut-il tant de
chofes pour y aporter de l'altération ?
Eft-il donc obfcur ou incertain que des
puiffances faites avec tant de mefure &
dreffées fur une telle juftefse deviennent
bien-tôt dérangées , quand par des attentats réitérés contre la nature, elles font
fouvent follicitées à fe défunir , & à fortir de leur harmonie ? Ainfi fur une
telle idée , que n'ont pas à fouffrir les
fibres nerveufes , continuellement tiraillées par une action de tous les jours ,
des *Emétiques* , des *purgatifs* , *&c.* de
la nouvelle pratique ? Car l'on fçait
avec quelle facilité fortent de leurs ac-
cords & de leur *eutonie* les cordes d'un
inftrument , fous la main la plus habile,
& fous l'archet le plus délicat ; & encore ,

core, que les cordes d'un luth mifes au plus jufte uniffon venant à être lourdement ou mal habilement pincées, perdent fur le champ l'harmonie de leurs fons. Après cela comprendra-t-on que les *ofcillations* des fibres nerveufes, fi peu ménagées & fi rudement attaquées par le piquant de ces drogues, laifferont dans le genre nerveux un *ton* fatigué, laffé, changé même ? & alors les fonctions de la fanté qui dépendent principalement de la puiffance, & de la direction de ces fibres, conferveront-elles leur uniformité ? Ne feront - ce point des pentes habituelles vers l'affoibliffement des puiffances, des fonds réels, & toujours prefents de dépériffements & *d'atonies* ? de forte que quoique des fantés paroiffent rétablies, elles fe dérangent à la moindre occafion. Or combien ces occafions contrariantes pour la nature, fe rencontrent-elles fouvent & en mille manieres dans le cours de la vie ? Fut-ce par l'intempérie de l'air, l'agitation des foins de la vie, le trouble des paffions, la mélancholie, & tant de chofes fenfibles ou déplaifantes qui traverfent la fanté. Ne fera-ce point ainfi que des corps pour avoir été maltraités dans la nouvelle pratique, fe trouvent

caducs,

caducs, infirmes & fenfibles aux moindres évenemens de la vie ; de maniere
que ces corps devenus comme des *Ther-*
momettres animaux, ils fentent ou annoncent les changemens de l'air. Ceci
même pouroit-il paffer pour des conjectures imaginées, puifque l'obfervation
eft conftante, que des membres qui ont
fouffert de grandes plaies, lefquelles
avoient dérangé les fibres nerveufes,
deviennent douloureux dans tous les changemens de tems ? Il n'en faut donc pas
davantage pour donner à comprendre
comment de fortes & fréquentes irritations de fibres, peuvent les laiffer dans
cette inégalité de forces, dont *Vanhel-*
mont, fans en tant fçavoir, étant occupé dans toutes les maladies, où il foup-
çonnoit dans le corps malade des parties
plus fufceptibles les unes que les autres,
d'impreffions mal-faifantes qu'elles cre-
voient, parce qu'elles fe trouvoient dans
l'état qu'il apelloit *inæqualè partium ro-*
bur. Après cela, Mr. fera-t-on mal fondé
à s'en prendre au *Brigandage* de la nouvelle pratique, des infirmités habituelles
qui fatigueront des corps qu'elle aura
maléficiés.

De plus, ce n'eft pas feulement par
l'irritation des fibres nerveufes, qu'arriveront

veront les dérangemens dans l'équilibre des parties ; car telle supériorité qu'aient les *solides* sur les *fluides*, l'ordre de leurs *systoles*, ou de leurs *oscillations*, dépend beaucoup de l'action des *fluides* sur les *tuniques* qui les renferment, ou de la lutte qu'ils exercent contre elle par leur volume, & leur *élasticité*. Car.rien, Mr. est-il plus sensiblement prouvé que les maladies attachées au Printems, n'arrivent alors que parce que l'air étant devenu moins pesant qu'en Hiver, il domine moins le ressort des parties *plan-ovalaires* du sang, lesquelles comme sa fibre font toutes élastiques, * de forte que le sang prenant plus de volume, parce qu'il acquierre plus de *rarefcence* ou de facilité, & moins de réfistance pour dilater les tuniques des artéres, il excite ces *oscillations* vicieufes, gênées & irréguliéres, qui font des battemens dans la tête, des infomnies, des laffitudes dans les membres, des dégoûts pour la nourriture ; tous fymptomes, s'ils ne font promptement corrigés, qui aboutiffent à des fiévres de Printems, & peut-être à quelque chofe de pis, fi des corps fe trouvoient fourdement lezés, affoiblis ou dérangés dans les puiffances, qui aïant à régir *l'équilibre* des parties,

préfi-

* *Mazinus* Mechanic. de morb. p. 3.differt. 1.

préſident à l'entretien de la ſanté.

Suivant ces notions , toutes naturel-les , empruntées de la phyſique , ou ti-rées de la diſpoſition de la tiſſure , & de la ſtructure des parties *fluides & ſolides*; quelle idée vient ſe préſenter plus volon-tiers à l'eſprit ? celle-ci certainement , car elle eſt la plus naturelle , que le ſang des malades que la nouvelle pratique auroit impreigné du volatil du *Kermés*, des apoſémes amers , des potions cordia-les animées du *Lilium de paracelſe*, ſera dans un état habituel de *rareſcence*, qui y ſera reſté par l'action de ces drogues. L'obſervation eſt déja conſtante , que les grandes maladies , ſur tout la *petite Verole*, la *Rougeole* & les fiévres malignes, laiſſent le ſang des convaleſcents de ces fâcheuſes maladies , brûlant , acre , in-flammatoire , qui les tient dans des ar-deurs , des anxietes & des diſpoſitions fiévreuſes , ſemblables à des fiévres lentes , dans leſquelles elles dégénérent enfin. Que ſera-ce donc quand pendant ces maladies , les malades auront été comme ſoupoudrés , & abreuvés de ces *liqueurs*, & de ces poudres chaudes, ignées & ſul-phureuſes , leſquelles tenant le ſang dans l'agitation de ſes parties , y cauſent une rarefaction ou un bouffement *extraordi-naire ,*

naire, par l'excès de l'élasticité qu'elles contractent, & par lesquelles se soulevant continuellement contre la pression des tuniques des artéres, elles les tiennent dans des *systoles fiévreuses*, qui donnent beaucoup d'embarras aux Medecins ? L'observation même d'un Medecin d'Allemagne * ne permet pas de douter, de ce que peuvent faire les potions ameres sur le sang. Car la bierre médicamenteuse à laquelle il attribue la cause des pertes de sang dans les femmes, étoit selon sa remarque, une bierre rendue *amere* par de semblables plantes. Ainsi ne sera-ce point dans les personnes du sexe, qui auront essuié les drogues de la nouvelle pratique, un fort soupçon qu'elles seront la cause des dérangemens que souffrira en elles dans la suite de leurs maladies la circulation du sang & sa dépuration ? Et dans les hommes, sera-t-il étonnant qu'à la suite de semblables maux, traités par le *Kermés*, ils deviennent sujets à des pertes de sang *hæmorrhoidales*, qui les assujettiront pour le reste de leur vie à tant d'infirmités qu'aportent les *hæmorrhoides* en ceux qui en ont été une fois travaillés.

Voilà de mauvais effets dont ces remédes menacent la *partie rouge* du sang ; mais

* *Rudolphus progymnasma de mulieribus largiter Menstruatis per cerevisiæ medicatæ abusum.*

mais la blanche eft-elle à l'abri d'un inconvénient non moins dangereux ? c'eft foncierement une fibre ou un raiſeau organique , capable de plus ou moins de *contractilité* ou de reſſort. Sans parler donc des effets qu'auront à en ſouffrir les tuniques des artéres , la *lymphe nervale* , où la matiere des eſprits qui en dérive continuellement comme de ſa ſource , & qui s'inſinue dans les nerfs , demeure telle dans cet état de ſérénité qu'elle doit porter dans l'eſprit ou dans l'ame , & celui de tranquilité qu'elle doit entretenir dans les fonctions du corps ? ce ſera au contraire une ſorte d'ennivrement comme paſſé en nature , qui deviendra une ſource de paſſions dans l'ame , de mélancholie par exemple ; de troubles ou d'agitations dans le corps ; principe ou origine de tant d'affections *atrabilaires , rateleuſes , hypochondriaques* ou vaporeuſes , qui fatiguent la vie en tant de perſonnes. On en cherche l'origine ſouvent ſans la découvrir , & elle ſe trouvera par qui ſçaura la démêler , dans l'uſage de ſemblables mauvais remédes qui auront été emploiés précédemment dans quelque grande maladie.

Ces altérations dans les tempéramens
regar-

regardent indifféremment les deux sexes,
mais le genre nerveux étant plus foible
dans les femmes, ou plus délicat, & plus
sensible à tout ce qui peut en affecter
les fibres & les ébranler, ne sera-ce point
une raison bien fondée de tant d'*affections hystériques* ou *vaporeuses* qui sont
d'ailleurs propres à leur sexe) en celles qui
auront été exposées à toutes les irritations
convulsives, que les remédes chauds,
stimulants ou *sulphureux* excitent par
leurs actions dans le corps humain ? de
plus, la *lymphe nervale* sortie de la partie
blanche qui est altérée dans sa *crase*,
dans sa consistance, dans son volume &
dans son cours, ne donnera-t-elle point
origine à tant de tumeurs *lymphatiques*,
de *concretions glanduleuses*, qui dégénérent en *scrufules*, ou en *cancers*, maux
qui deviennent aujourd'hui si communs
dans les personnes du sexe ? car enfin la
partie rouge du sang en s'arrétant dans les
extrémités des artéres sanguines, fait des
congestions phléginoneuses plus ou moins
enclines à abcès, en ce qu'elle est interceptée dans les capillaires de ces artéres,
qu'elle ne peut traverser pour se rendre
dans les veines. Mais tout de même la
partie blanche, qui doit avoir son cours
circulaire par les *artéres lymphatiques*, &

E   par

par les nerfs qui en reçoivent la partie la
plus fine , ou la fpiritualifée , fait des
congeſtions lymphatiques dans les extrémités des artéres de ce nom ; & le mal
gagnant les *glandes* , & le *genre membraneux* qui en eſt tapiſſé , fera ces duretés
glanduleuſes , *fcrophuleuſes* , ou *carcino-
mateuſes* qui attaquent tant de perfonnes
du fexe. La conjecture paroit en ceci d'autant mieux fondée que ces fortes de tumeurs s'attaquant principalement à des
parties fpongieufes , nerveufes & *glanduleuſes* , comme font les mammelles , elles
tracent pour ainfi dire aux yeux ou aux
fens la difpofition *fpafmodiques* , & l'é-
tranglement de la *lymphe nervale.* Car un
retirement *tonique convulfif* tient enfoncé
le corps des mammelles , dont le volume
paroit rentrer en foi-même & comme fe
concentrer de jour en jour , fur tout lorfque l'humeur vient à augmenter en acreté & en malignité par le brûlant des drogues qui auront infecté le fang de ces
perfonnes , pour avoir paſſé par les mains
de ces nouveaux praticiens. Alors donc
l'mpreffion de ces drogues fera-t-elle in-
juftement foupçonnée de la part qu'on
lui donnera dans la production de fi funeftes maux.

Accoutumé autant que vous l'êtes ,
Mon-

Monſieur, à prendre les cauſes des maladies dans les connoiſſances de l'anatomie,
vous y apercevez, je m'aſſure, tout
d'abord la raiſon propre & préciſe, pourquoi ces tumeurs *glanduleuſes* ſe prennent préciſément aux mammelles dans les
femmes, (car les hommes, ſur qui l'on
en a vûes, n'en ſont pas abſolument e-
xemps) connoiſſant comme vous faites
les raports, la ſympatie & les correſpon-
dances de ces parties, (deſtinées dans les
femmes à un uſage qui eſt ſinguliérement attachée à la condition de mere)
avec l'organe qui eſt ſinguliérement propre à leur ſexe. L'on ſçait en effet que
les mammelles prennent plus de volume,
& qu'elles deviennent ſourdement dou-
loureuſes dans le tems que ſe prépare &
travaille, & s'execute la fonction qui lui
eſt ſinguliere. C'eſt de décharger les vaiſſeaux d'un ſuperflu de ſang, qui s'accumule régulierement dans cet organe. Or
la raiſon pourquoi les mammelles ſe gon-
flent dans ces occaſions, c'eſt que par
une ſorte de dégorgement par lequel la
nature ſe ſoulage, le ſurabondant du ſang
accumulé qui s'évacue, s'échape par les
artéres épigaſtriques. C'eſt que ces vaiſſeaux formant des caneaux de décharge,
ou de communication, ils ſe retournent

E 2   de

de bas en haut , & vont en remontant vers les parties supérieures , s'*anastomo-fent* avec les *arteres mammaires* , & par là est augmenté le volume du sang qui se porte aux mammelles. Mais les *veines mammaires* & *épigastriques* , demeurant les mêmes dans leurs *diamettres* , & dans leurs capacités , elles n'ont point assez d'espace pour recevoir ou reprendre le sang aussi promptement & aussi largement qu'il leur aborde par les artéres des mêmes noms. Dans cet état donc c'est une *congestion* , qui se fait du surabondant de ce sang dans les parties qui sont laches , spongieuses , toutes *glanduleuses* d'ailleurs ou *vasculeuses*. Or cette congestion se fait tant par la partie rouge du sang , que par la blanche ou *lymphatique*. Si donc dans cette occasion le ressort des vaisseaux qui doivent transmettre le sang , se trouve affoibli , ne sera-ce point une cause prochaine de ralentissement dans ces fluides ? ajoutez que la portion *lymphatique* trouvant moins de ce ressort dans les tendres vaisseaux de ce nom , qui lui sont destinés , elle devient singulierement susceptible de retardement dans son cours. Mais telle est la disposition même naturelle de ces vaisseaux , car ils sont essentiellement nerveux par la structure toute nerveuse

de

de leurs foibles tuniques ; ne fera-ce donc point une néceffité au fuc *lymphatique* de féjourner, fe dépofer, s'arêter même dans tant de petits fachets *glandulenx*, qui compofent la fubftance ou le corps des mammelles, de s y épaiffir, & en s'y aigriffant par fon féjour, y caufer tous les accidens fâcheux des tumeurs *glanduleufes*, quand elles deviennent *fcrotuleufes*, *malignes*, ou *carcinomateufes* ? Mais enfin que fera-ce quand l'affoibliffement de *ton* dans ces vaiffaux nerveux-lymphatiques, fe trouvera augmenté par l'action, & les mauvaifes impreffions qui feront reftées après des remédes chauds, des droges acres, chymiques & boulantes, toutes propres à deffecher le fond des parties molles, à en changer la tiffure, à en ruiner le *ton*, en affoibliffant l'ordre des ofcillations, ou de la régularité de la vertu *fyftaltique.*

C'eft encore, Monfieur, fans fortir de la ftructure des parties, & en ne faifant que fuivre la nature dans les raports & les correfpondances qu'elle y a établies, que l'on trouve la raifon qui détermine le fang à former ces tumeurs glanduleufes dans les mammelles plutôt qu'ailleurs. Car s'il arrive une conjoncture dans la vie & dans la fanté des femmes, où le fang

 s'emporte

s'emporte vers les parties supérieures où font les mammelles , en quittant les parties baſſes , & que ſe ſoit dans ce tems que leur arrivent ces tumeurs ; ne ſera-ce point avoir trouvé l'occaſion qui détermine la production de ces ſortes de maux ? Or ce tems eſt connu , il ſe trouve même réglé par l'âge ; c'eſt celui de quarante & tant d'années , que l'évacuation propre aux perſonnes du ſexe venant à ſe ſuprimer , les mammelles en reçoivent le contre-coup ; & cela par la ſympatie qui ſe trouve entr'elles & l'organe où s'opére l'évacuation propre au ſexe. C'eſt ce qui fait entendre l'obſervation d'*Hippocrate* , en parlant des fauſſes couches , qu'annonce ou accompagne la flétriſſures des mammelles , *abortiones facturis marceſcunt mammæ* ; comme par une raiſon contraire , il ordonne dans les pertes du ſang , d'apliquer des ventouſes ſeches ſur les mammelles , *mulieri menſtrua ſi velis cohibere cucurbitam quam maximam ad mammam appone.* Le ſang donc ſe trouvant dans les femmes les iſſues ordinaires & périodiques fermées dans les parties qui en faiſoient la décharge , il reflue vers les ſupérieures , parce que la nature lui en a tracé la voie. C'eſt celles des *artéres épigaſtriques* , leſquelles viennent tout à propos ,

Epid.
l. 2. t. 5.

propos , pour réprendre le fang qu'une *pléthore* particulierement deftinée à l'évacuation qui fe fuprime , accumuloit réguliérement dans ces endroits ; ainfi cette portion de fang vacante étant obligée de réprendre la grande route de la circulation , elle y rentre par le moïen des *artéres épigaftriques*, qui le remontent directement & néceffairement aux mammelles. Or ce fang s'accumuloit , & par fa partie rouge & par fa partie blanche dans les parties baffes , comme il eft fenfiblement démontré par les fuites des couches , par où cette partie blanche a une iffue manifefte ; cette double partie du fang eft donc auffi reportée aux mammelles. Mais la puiffance *fyftaltique* fe trouvant affoiblie ou altérée, comme il a été expliqué ailleurs , le fang , & fur tout fa partie blanche, devenue ralentie ou croupiffante dans les *fécretoires* , les veficules , les graiffes , & les glandes , elle s'y épaiffit , s'y durcit , & fait la matiere , comme l'origine des tumeurs glanduleufes dont l'on a parlé. Mais la maniere dont le fang fe porte aux mammelles , la forte dont eft ce fang , le long féjour qu'il eft obligé de faire pour paffer au travers de tant de réfeaux de vaiffeaux , de glandes & de corps graiffeux , pour auffi-tôt & prochainement

nement retourner dans les veines ; tout
cela comme on va le voir , confirme
bien la facilité , & manifeste l'occasion
toujours presente où il est de s'arréter
dans ces endroits , pour peu que la vertu
syftaltique des fibres , dont toutes ces
parties font fréquemment liées , fe trouve
affoiblie ou altérée , en même tems qu'u-
ne crûe de fang y afflue en abondance.
Car ce n'eft point de plein pied , pour
ainfi dire , que le fang entre dans les
mammelles , ni par des vaiffeaux qui leur
foient de niveau , il fe monte au contraire
dans les *arteres mammaires* , d'où comme d'une cafcade il tombe à plomb ou
perpendiculairement dans les mammelles.
Ainfi donc tombant groffi , & crû en
quantité ou en volume ; à quelle violente dilatation dans leurs diamettres , ne
font pas expofées les capacitez des vaiffeaux qui le reçoivent , par le poids , la
pente & l'impétuofité avec laquelle il y
entre ? Ce fang d'ailleurs eft tout frai-
chement arteriel , & par conféquent très-
élaftique de fa nature ou par lui-même ;
il l'eft encore par la crûe qui lui vient
de la fupreffion qui arrive aux femmes
dans les tems ci-deffus. Rien prouvé-
t-il tant le gonflement qu'un tel fang
doit produire dans les vaiffeaux ? car il
ne

ne faut pas perdre de vûe, que le fang qui devoit fervir à l'évacuation qui fe fuprime, & qui reflue vers les parties fupérieures dans le tems de cette révolution, eſt un fang qui coule immédiatement des arteres *épigaſtiques*, & que celui qui coule dans les mammelles, fort immédiatement des *artéres mammaires*. C'eſt donc une puiſſance forte & vigoureufe de *fyſtole* qui doit fe trouver dans les fibres pour renvoier ce fang dans les veines. De-là donc arrivera le danger, fi cette force déchûe de fon *ton* fe trouve affoiblie par quelque mauvaife manœuvre de Medecine. Et voila donc, Mr. les occafions qui déterminent le fang à contraĉter des engagemens dans le corps des mammelles. Ce ne font pourtant pas ni les feules ni les dernieres ; les mammelles font des corps moux, lâches & fpongieux, dont fouvent les fibres nerveufes ont befoin d'être foutenues par des points d'apui extérieurs, qui préviennent les affaiſſemens des véficules ou fachets des glandes, ou des corps graiſſeux qui compofent la fubſtance de ces parties, & fe trouvent dans la maniere de fe vêtir & fe couvrir pour affermir ou contenir ces maſſes charnues. De plus, la tiſſure tendre & délicate de la peau des mam-

melles

melles eft extrême ; que ne doit-on pas donc craindre du poids d'un air froid, & intempéré, qui péfant à nud fur ces fibres les ferreroit par fon contact immédiat & par fa vertu de reffort. Auffi comme fi la nature avoit voulu pourvoir à ce que le fang n'eut pas le tems, en fe refroidiffant, de fe condenfer dans fa traverfe par cette partie, elle a eu foin de placer dans un prochain voifinage les endroits ou le fang, au fortir du corps des mammelles, fe rendit par la voie la plus courte ; & ces endroits font d'un côté la *veine axillaire*, & de l'autre la *fouclaviere*. Ce fera encor pis, & le danger fera comme confommé, fi par quelque coup fortuit, ou par quelque froiffement extérieur, ces parties comprimées rendent d'autant plus tardives dans leurs ofcillations les fibres nerveufes, que celles-ci auront été plus fortement *preffées*. Faut-il après cela s'étonner de toutes les fortes de tumeurs, de *concrétions* glanduleufes, de *cancers* & d'engorgemens du fang ou de fa lymphe qui fe font dans les mammelles ?

Tel eft, Mr. le danger de fe permettre en Medecine des remédes violents, indifcrets & contraires à la nature jufqu'à affoiblir le *ton* du genre nerveux, puif-

puifqu'il fait la baze ou le tiſſu de toutes les parties du corps humain. Ainſi pour peu que quelque choſe le bleſſe ou l'in-diſpoſe, ce ſont des accidents dangereux qui s'en enſuivent, & interreſſent toute la machine. C'eſt par cette ſorte de raiſon qu'il arrive encore bien d'autres maladies qne des tumeurs glanduleuſes aux mam-melles des femmes, à l'occaſion de la révolution qui ſe fait en elles dans la circulation du ſang, quand elles avancent en âge. Car comme ce n'eſt point im-médiatement ni ſeulement aux mammel-les, que le ſang ſuprimé ſe porte, il cauſe encore d'autres accidents ſur ſa marche vers les parties ſupérieures, le ſang donc des *épigaſtriques*, quoiqu'il n'aille point immédiatement ſe mêler dans celui des artéres *mammaires*, ſe tranſmet par les extrêmités de l'un & de l'autre de ces artéres, en celles des veines *épi-gaſtriques & mammaires*, pour ſe rendre dans les veines, la *ſouclaviere* gauche & l'*axillaire* droite, d'où tombant dans la *cave* ſupérieure, il eſt reçu dans le *ven-tricule droit du cœur.* Or le volume du ſang étant augmenté dans ces deux veines l'*axillaire* & la *ſouclaviere*, il doit tom-ber plus abondamment dans ce ventricu-le. Mais celui-ci n'aïant naturellement

de

de capacité & de force que pour pousser aisement à chaque *systole* , une once de sang dans l'artére du poumon, cette violence fait à la dilatation de ce ventricule qui reçoit plus de sang qu'à son ordinaire ; n'est-elle pas déja un commencement de maladie ? Et en effet dardant dans l'artére du poumon plus d'une once de sang pour se décharger lui-même, le violement fait au ressort des fibres du ventricule du cœur , passe aux diamettre des *artéres du poumon* . & en conséquence à ceux de la *veine pulmonaire* ; ne sera-ce point la cause de ces opressions *asthmatiques* , de ces embarras de poitrine , de ces affections *phtisiques* , &c. qui affligent si souvent les personnes du sexe dans. le tems de la supression qui se fait en elles ; & les *trachemens de sang* , les *toux* , les *rhumes* opiniâtres , & les *fluxions* de poitrine , auront-elles une autre cause ?

C'est même la pensée d'un sçavant Medecin moderne , * que bien des maux de poitrine , & en particulier les *pleuresies* & les *péripneumonies* , ont pour cause ordinaire la géne , & l'étrécissement des artéres *intercostales* enferrées qu'elles sont entre des os & des membranes. Car dans ces endroits le sang est obligé de se ralentir , pour peu que le sang venant à bouffer,

bouffer, ou à se rarefier, un air froid
vienne à saisir ces parties.

Au surplus une altération répandue par
tout le genre nerveux, qu'elle attaque
même particulierement, aura-t-elle épar-
gné dans les personnes du sexe, où le
genre nerveux est mou, les parties où
se trouvent tous les *plexus nerveux* les
plus nombreux & les plus considérables ?
Ce sont ceux du bas ventre, d'où partent dans les femmes, tant de causes de
leurs maux, & où se passent particulierement tant de mouvemens *flatueux-spas-
modiques*, qui se réveillent si aisément
en elles, & qui les jettent en tant d'é-
tonnants accès de vapeurs. Affections qui
donnent de si étonnantes scénes de convulsions, témoins celles de cette Reli-
gieuse * d'Italie, qui vît comme par
miracle depuis vingt ans qu'elle ne sort
pas de ces convulsions ni jour, ni
nuit. Dans une pratique de Medecine
comme la nouvelle, où les parties du
bas ventre sont mises à de si étranges
épreuves, & si souvent exposées aux
irritations des fréquents *Emétiques*, des
purgatifs, du *Kermès*, &c. Poura-t-on
après de telles avantures pour la santé ne
pas croire, quand ces accidents arriveront, ne s'en pas prendre aux impres-

* *Verna*
de phle-
botomia
p. 2. c.
7.

sions

sions qui seront restées dans les entrailles , de cette misérable manœuvre en
Medecine ? Ainsi les parties du sang
aïant été tant de fois éparpillées , &
mises hors de rang , ou hors de leur
ordonnance naturelle , quelques sucs dé-
générés en conséquence , désunis ou dé-
composés , ne se feront-ils pas engagés
entre les fibres des nerfs , qu'ils auront
mises & laissées en *divulsion*, ou incli-
nées à y tomber , pour les avoir éten-
dues au de-là de leur *ton* naturel. *Cum
tot morborum causæ , aut à præternatu-
rali dilatatione aut inflatione solidorum
oriri consuescant , si aut vitiosi succi nervei , aut à sanguiferis aut à lymphaticis
evomantur .... ibi certè tanquam cunei.
(Viscera velut spinarum aculeis pungi
videntur,*ce font les termes d'Hippocrate)
*ingressi spatia solidorum sollicitabunt ....
spatia plexûs nervei mesenterici impe-
dient .... cum sylvestres succi solidum
supra naturæ leges ingressi dilatant , &c.*
N'est-ce pas même une remarque à la
portée du vulgaire & avouée par les praticiens , que des remédes violents tel
qu'un *Emétique* sorti de l'*Antimoine* ,
ou semblable purgatif , font des causes
d'infirmités qui travaillent souvent le
reste de la vie de ceux qui ont essuié
l'ac-

l'action de ces fortes de médicamens ?
Aux amateurs donc de ces drogues,
voici l'avis d'un praticien célébre, &
très-digne Profeſſeur aujourd'hui en Italie. *Hippocratis verba & ſententias Phar-*
maciſtæ reſtè perpendant .. ... Hippocra-
tis ſermonem, qui emeticis quàm maximè
indulgent, ac emetica in quovis morbo,
ac quocumque ejus initio indiſcriminatim
propinant, in acutis præcipuè, ubi funeſ-
tiſſima ſunt, morbumque penitus augent
& naturam peſſumdant, &c. Voilà préciſément, Mr. les affreuſes conſéquences
des remédes, & de la méthode de la nouvelle
pratique, *Multos miſere periiſſe videmus,*
(ajoute-t-il) *quibus eadem (emetica)*
propinata fuerunt, & ſi morbus bonæ
ſpei foret & non gravis, quoniam vomitus
ſymptomatici plerumque ſunt, & ex irri-
tatione tantum, &c. A la vérité des
maladies finiſſent ; mais parce que ſans y
avoir obſervé ni jours critiques, ni ſi-
gnes de coction. *Quibus febres ceſſant*
neque apparentibus ſolutionis ſignis, neque
diebus judicatoriis. Ces maux ſont ſujets
à récidive, *his recidiva expectanda* : par
la raiſon, ajoute *Hippocrate,* que les forces de la nature, qui ont été forcées,
ſont demeurées languiſſantes & énervées,
corporis robur reſolvitur.

V. *Verna*
de phle-
botomia
part. 3. c.
3. artic.
37.

Ibid.

Hip. libi.

E ij

Ce

de judi-
cat. p.
69. pra-
not. p.
55. &c.

Ce n'eft , Mr. pour faire ici entendre par *récidives* , des rechûtes dans les
mêmes maladies qui fe feront terminées
par la nouvelle methode ; mais des re-
tours de maux qui ont leurs caufes dans
les remédes qui y auront été emploiés.
C'eft que par les reftes qui demeurent
après les maladies , *reliquiæ poft morbos*

* *Aphor.* *recidivas facere* * *confueverunt* , il ne
faut pas feulement les entendre d'humeurs
traineufes ou demeurées en retard , ou en
arriere , mais encore des impreffions faites & reftées fur les *folides* , lefquelles
comme il arrive , fuivant l'expreffion
d'*Hippocrate* , en parlant des maladies hé-
réditaires , paroiffent enfin en fe dévelo-
pant & en fe dilatant. Rien convient-il
plus parfaitement aux fituations , ou manieres d'être des fibres nerveufes ? *Morbi
unà nobifcum educati , folutione & rarefaction defmunt.* Et en effet telle exi-
guité ou petiteffe de volume que l'on fe
forme des caufes matérielles des plus
grandes maladies , *parva Magnorum mor-*

* *Ettmul-* *borum initia ;* * fous quelle forte de
ler. volume imaginera-t-on dans un germe du
corps humain , une quantité d'humeurs
qui doivent un jour caufer une maladie
héréditaire ? Mais l'on voit fenfiblement
dans les germes des animaux , des arbres
&

& des plantes, des traits filamenteux, ou des fibres qui contiennent, comme en perfpéctive pour l'avenir, ou en racourci pour le prefent le corps de l'animal, ou de la plante qui doit en fortir. Donc il faut auffi comprendre de telles caufes originaires, fous l'idée de figures tracées, de conformations, de fituations, de *tournures* pour ainfi parler, fuivant lefquelles ces linéamens doivent fe déveloper dans les *directions* aufquelles elles ont raport, comme l'on voit, qu'un morceau de toile pliffé d'un certain fens, fe trouve étant dépliffé dans l'attitude pour laquelle on l'avoit pliffé. Ainfi ces filaments *fpermatiques* ou originaires dans les germes, fe drefferont avec le tems, en s'épanouiffant en vaiffeaux, en conduits & en filieres, qui feront les *fecrétoires* ; ce feront des couloirs, qui dans les animaux font la féparation ou le démélement des fucs qui doivent faire leur fanté & leur vie ; & dans les plantes ces filieres deviennent des couloirs, qui font le choix des fucs de la terre, qui doivent faire la varieté des faveurs dans les fruits des arbres, & la diverfité des couleurs dans les fleurs des plantes, tout de même. Donc les fibres nerveufes aïant été tournées ou forcées dans leurs *dia-*

mettres,

mettres, leurs *pofitions* ou leurs *direc-*
tions par de mauvais remédes, n'auront
pas laiffé que de forcer la maladie à leur
céder pour un tems ; mais ces fituations
forties du naturel, deviendront par quelque occafion qui furviendra, même long-
tems après la guérifon , des caufes de
grandes maladies. L'on fçait en effet
avec quelle conftance de durée fe con-
fervent des odeurs attachées à des corps
folides , *odorem fervabit tefta diu* ; témoin les airs de contagion qui fe con-
fervent dans des linges fans s'évaporer ,
pendant des vingt & trente années ; peut-
on après de tels effets douter que des
impreffions reftées dans les parties folides du corps humain , pouront donner
quelque jour naiffance à des maladies de
leur façon.

Les impreffions que font & laiffent
les poifons dans le corps , donnent encor
à comprendre celles que l'on doit ici
apréhender des remédes *purgatifs* , des
Emétiques , des *Sulphureux* , des *fpiri-*
tueux Volatils , comme font les purgations outrées , le *Tartre emetique* , le
Lilium & le *Kermés* , dont l'on farcit le
fang & les entrailles dans la nouvelle
pratique. Car la damnable & déteftable
fcience que la juftice découvrit il y a

quel-

ques années en de célébres empoifonneurs
de l'un & de l'autre fexe, fit connoître
que ces miférables avoient des poifons
dont la vertu mortelle ne fe dévelopoit
qu'au bout d'un an, ou encore plus tard.
Peut-être, Monfieur, trouverez-vous le
paralelle un peu trop fort; auffi n'eft-ce
qu'un exemple dont l'on emprunte ce
que l'on fait ici entendre des remédes fi
funeftes de cette medecine. Au furplus
faifant réflexion que c'eft dans des maladies les plus fouverainement inflammatoires, qu'on prodigue ainfi fans choix
& fans mefures des *preparations antimo-*
niales, peut-on abfolument ne pas craindre
le virus fecret *arfénical* qui eft reconnu
naturel à l'antimoine par les Chymiftes
les plus habiles. Au refte ce n'eft point
que l'on veuille noircir de cette mauvaife
note des préparations d'*antimoine*, dont
l'ufage fe faifant fuivant les régles de la
bonne méthode, eft adopté par les praticiens. Mais après tout font-ce autre chofe, les antimoniaux, que des ennemis
reconciliés, qu'une main fage fçait contenir, en ne les emploïant que dans cas
de maladies plus humorales qu'inflammatoires. Au contraire donc dès qu'on les
multiplie témérairement, fans diftinction
de tempérament, d'âge, de fexe, & au
mépris

Stahl
Chimiæ
confpec-
tus.

mépris des difpofitions les plus inflammatoires, telle qu'elle eft dans les *petites
Veroles*, & dans les fiévres ardentes malignes, fur tout dans leurs commencemens, ne fera-ce point le cas ou un purgatif & puiffant *émétique* eft un puiffant
poifon, *Moneantur præcipue tirones &
nimis cauti fint in pharmacorum ufu,
cum magna fit febris, ratione enim inflam-
mationis, pharmacum potentiffimum virus eft.* Et voilà, Mr. le virus que nous
donnons à craindre pour l'avenir de la
part du *Kermés*, & du *Tartre émétique* ;
puifqu'il eft obfervé d'ailleurs, combien
de corps font demeurés ruinés de fanté,
pour avoir pris de l'*antimoine* dans des
occafions moins criminelles que dans celles de *petites Veroles* ou des *fiévres malignes.*

Mais vous paroiffez bien plus fenfible,
Mr. en voiant honteufement, dites-vous,
mêlée dans le *Brigandage* de la nouvelle
pratique, *la faignée du pied*, parce que vous
en connoiffez l'ufage de tout tems autorifé, reçu en Medecine, & dans la plus
faine pratique. Vous auriez parfaitement
raifon, Mr. fi c'étoit au deshonneur ou
pour le difcrédit de cette faignée en général, ou en tout cas, que l'on eut relevé les abus & le mal entendu où elle fe

trouve

* *Verna
de pleu-
rit. p. 6.
& 149.*

trouve dans la nouvelle pratique. Mais
vous ignorez trop peu, Mr. l'histoire
de la Medecine & de ses dogmes pour
avoir oublié que l'opinion aujourd'hui
courante sur la saignée du pied préférée à
celle du bras, dans les grandes maladies
& particuliérement dans les fiévres malignes & les petites Veroles est un ré-
chauffé de celle qu'un Medecin *quidam*
(car on ne le nomme point) voulut
mettre en vogue il y a environ cent ans.
Ce jeune Praticien, comme il paroit par
les avis qu'on lui donne, vouloit donc
mettre à la mode la saignée du pied comme l'unique & préférable à celle du bras
dans toutes les fiévres malignes. Un premier Medecin pour le Roi d'Espagne *Paulus Pizzaito.*
dans l'Académie de Medecine de *Pa-*
lerme, engagea un sçavant praticien de
cette Capitale, à écrire à fond sur cette *Josephus Mancusius*
matiere. Là, Mr. l'on entend comment
ce premier Medecin éclairé sur la seine
Medecine, & veillant à la maintenir,
s'expliquoit nettement sur l'injustice de
la réputation que se faisoit la saignée du
pied ainsi pratiquée par ce jeune *quidam*,
puisqu'elle étoit en même tems combattue par tout ce qu'il y avoit d'illustre
& d'éclairé en Medecine. *Legisse te aie-* *Mancusius pro secundâ*
bas, in historiâ febris epidemicæ nuper à
recentiore

recentiore quodam editâ, tàm vana pedis-
sectionem salutare remedium ad eam fe-
brem depellendam fuisse, quàm contra ab
aliis medicinam honorifice profitentibus,
egregiè damnari memorabas ; lui disoit
notre Auteur dans l'excellent ouvrage
qu'il lui composa là-dessus.

L'on reconnoit dans ces paroles l'o-
pinion présomptueuse d'un jeune Medecin, qui vouloit de son invention faire
de la *saignée du pied* le souverain reméde
des *fièvres malignes* ; & voilà l'époque ou
l'autorité originaire de la saignée du pied
inventée comme regle générale dans toutes les fiévres malignes, au mépris de la
saignée du bras. Mais ce jeune présomptueux se trouva seul de son opinion, car
outre que dès lors elle étoit desavouée &
combattue par tous les grands Medecins
de ce tems, notre Auteur s'engage envers le premier Medecin, qui le faisoit
écrire, à montrer que cette opinion est
contraire à la pratique & au dogme ma-
nifestement reçu par les praticiens de
tous les tems, & de tout païs, au lieu
que la saignée du bras est la seule qui
convienne dans les fiévres *putrides* & *ma-*
lignes. Car, dit-il, (& il le prouve dans
un grand détail) s'il se trouve un seul
praticien qui fasse mention de la saignée
du

du pied dans des cas particuliers, il s'en trouve fix cens pour la faignée du bras & fans réferve quelconque. *Sexcenti funt primæ notæ medici qui fanguinem è brachio fundendum autumant.* Ajoutant & faifant voir, que ces praticiens qui paroiffent favorifer la faignée du pied, ne s'y prétent qu'en des cas particuliers, fur tout en certaines conjonctures des maladies des femmes, dans les *fupreſſions* d'hémorrhoides &c. Au furplus il fait voir que la faignée du bras demeure conftamment l'unique faignée pratiquée dans les grandes maladies par tous les Medecins qui ont vécu depuis *Hippocrate* jufqu'en 1650. qu'écrivoit ce fçavant homme. Ce qu'il faut pourtant avouer, c'eft que le jeune Anonime qu'il combat fi fçavamment, avec tant d'érudition, & par un fi grand fond de pratique, d'ufage, & d'obfervations, n'étoit point un impérieux *Auteur*, qui voulut établir un *Defpotifme* de fa façon en Medecine ; il avoit étudié dans les fources, mais il les avoit troublées par les interprétations que fon manque d'ufage ou d'expérience lui avoit fuggérées. Ce font donc tous raifonnemens faits par un Medecin inftruit, qui fe trouvent parfaitement renverfés par encore un plus fçavant Medecin, qui

Manca-ius. P. 177.

a joint la pratique qu'il a fuivie d'après tous les praticiens qu'il cite ; & tout ce que l'*anatomie* & la *phyfiologie* d'alors lui fournilloit des raifons fenfées, du moins conformes à une expérience de tous les tems , cautionnée de nouveau par fes fuccès. Eft-ce là, Mr. l'image de la conduite de nos nouveaux fectaires de la faignée du pied ? leur a-t-on jamais entendu dire quelque chofe de vraifemblable, tiré de l'érudition ancienne ou moderne ? ont-ils jamais répondu la moindre chofe pour juftifier leur maniere *infolite* & dangereufe , de traiter les maladies les plus graves ? ils méprifent au contraire toutes les réflections , fuffent-elles tirées des principes modernes , car ils s'en parent à la vérité dans le monde ; mais leur pratique ne s'en reffent pas , au contraire un courage méprifant qui tient bien plus de la témérité que de la fageffe , vous paroit-il , Mr. convenable ou fuffifant en bonne Medecine ? & pouvez-vous douter qu'un fyftéme de pratique qui ne pofe ni fur la fçience , ni fur l'expérience , ne devienne un écueil formidable , parce que les fuites ne peuvent en être que trop pernicieufes à la vie des hommes. La raifon principale de ce fçavant Auteur , c'eft qu'il a toujours crû avec

l'antil'antiquité que la cause de ces grandes maladies consistoit dans la *plénitude*, comme étant le dogme universellement reçu en Medecine. *Ratio*, dit-il, *quæ me ad ejus (venæ sectionis) usum vehementer promovet , ea est quod semper judicavi & tanquam dogma in medicinæ scientiâ receptum habui , sanguinis missionem in febribus quovis modo putridis, ab abundantiâ multitudineve indicari ,* &c. & il prouve son opinion sur les témoignages de tous les Medecins *Grecs* de l'un & de l'autre âge , des *Arabes* , des *Latins* , & des modernes de son tems ; parce que c'est dans ces sources qu'il a puisé les dogmes de la bonne pratique. Cette *plénitude* étoit regardée comme un poids pour la natûre , parce qu'elle se trouvoit surchargée d'un sang pourrissant dans les vaisseaux qui sont entre les *aisselles* & les *aines.* Ces termes sont certainement moins châtiés que ceux de la physique & de l'anatomie nouvelle ; mais les notions sont-elles changées , parce que les sons des paroles ne sont pas les mêmes ? Car rien ressemble-t-il mieux à l'idée de ralentissement dans le sang ? qu'à ce qu'on apelle aujourd'hui *congestion , stase ,* disposition inflammatoire ? & tout ceci renfermé dans le sang des

Mancisus. p. 3.

G

artéres,

artéres, pour lesquelles les anciens, sans en excepter *Hippocrate*, prenoient les veines.

Or cette idée de *plénitude* & d'abondance de sang pourri est-elle différente de celle des différentes sortes de *plethore*, adoptées aujourd'hui par les plus sçavans modernes. Ainsi, Mr. les raisons du sçavant professeur, d'après lesquelles tout ceci est pris, & par lesquelles il combat & renverse la saignée du pied dans les fiévres putrides & malignes, ne sont-elles pas fonciérement les mêmes de la nouvelle *pathologie* & de l'*anatomie* la plus exacte ? Car enfin, Mr. d'où-vient que le sang remplit excessivement la capacité des grandes artéres où se font les ralentissemens, les *congestions*, le croupissement, enfin la pourriture du sang, comme parloient les anciens? n'est-ce pas parce que la circulation devenue interceptée dans les capillaires, oblige le sang, parce qu'il trouve des digues insurmontables sur les fins des vaisseaux, à refouler sur lui-même dans les grandes artéres, & y faire cette charge ou ce *poids*, lequel, suivant les anciens, venoit de la plénitude pourrissante. Cette idée de *poids* est elle-même si déraisonnable, puisque chaque liqueur, suivant la phy-

sique

fique moderne , étant *gravitante* dans
le lieu de fon féjour , même naturel, ne
fera-t-il pas vrai qu'une liqueur deve-
nant plus abondante dans le même lieu ,
doit y pefer davantage. Après cela poura-t-on refufer au fang cette qualité *gravitante* dans fon état le plus naturel ? de
plus que feroient devenues fes parties *globuleufes* , liffes , gliffantes , & encore fes
parties *plan-ovales* , toutes fi aifées à fe
dérouler , fi la nature n'eût mis un interméde entr'elles , qui les unit , les lie &
les contient dans leurs arrangemens , &
dans leurs fituations ? cet interméde eft
la lymphe , ce fuc filamenteux , gluant ;
car c'eft lui qui fait cet office pour le
maintient de l'œconomie animale. C'eft
comme le *lefte* que la nature à établi
dans le creux des vaiffeaux , comme
dans le fond des parties du corps humain , pour lefter (comme on fait les
navires) toute la machine , de peur que
tous les fucs comme des branles non af-
fujettis , ne vinffent à fe précipiter les
uns fur les autres , fi un contrepoids ne
les tenoit en équilibre. C'eft donc un
poids qui fe trouve en effet dans la *lymphe* des vaiffeaux , laquelle a le fien ,
ou fa *gravitation* tellement en propre ,
que c'eft à raifon de cette *gravitation*

G 2

changée.

changée ou augmentée que la lymphe croupiſſante dans le poumon des *aſthmatiques* , augmente ſi étrangement les opreſſions habituelles auſquelles ils ſe trouvent ſujets. La raiſon de ce ſymptome , c'eſt que la lymphe devenue qu'elle eſt ſaline , péſe ſi étrangement ſur les petits vaiſſeaux ſanguins des véſicules qui la renferment , que la circulation du ſang ſe trouve comme marécageuſe , ou en état de *ſtagnation* dans tout ce riſcére.

C'eſt ainſi que l'ancienne pratique eſt conſentie par la nature , parce qu'elle ſe trouve entée & fondée ſur ſes loix. Mais c'eſt encore la raiſon pourquoi la circulation du ſang ſe ralentit dans les artéres , parce que par comme une contremarche , il eſt retenu , & repouſſé dans les grands vaiſſeaux , & au centre du corps. Car la nature & l'ordonnance des *oſcillations* eſt connue & même calculée ; de ſorte qu'il ſe trouve , que la force qui pouſſe le ſang du cœur dans les extrémités des vaiſſeaux , ſe trouve en raiſon ſi différente , de celle de la force qui ſe trouve dans les artéres capillaires , pour le faire marcher en avant , que mille , & encore plus , n'eſt en raiſon de proportion différente avec un. Voilà donc comment le ſang accumulé dans les grands

V. Mechanica morborum deffet. 2 p. 63.

vaiſſeaux

vaisseaux cause une surcharge ou un poids qui moleste la nature, & c'est pour la décharger de ce poids que la saignée devient si nécessaire.

Il est même une démonstration naturelle de la nécessité de soulager la plénitude du sang ou la pléthore qui s'en fait, par l'évacuation du sang lui-même, & cette démonstration se trouve continuellement dans la fonction la plus ordinaire & la plus réguliére pour la santé dans l'œconomie animale. Car il est aujourd'hui avoué par les meilleurs connoisseurs, que c'est une *pléthore*, une plénitude, un surcroit de sang qui expose douze fois par an les persónnes du sexe à une maladie qui leur est naturelle, nécessaire même, & qui en deviendroit une très-grave, très-dangereuse ou très-opiniâtre, si la nature n'y avoit joint le reméde; c'est une évacuation de sang qui s'en ensuit, & qui dissipe parfaitement cette pléthore ou cette plénitude. Voilà donc une preuve bien naturelle de la nécessité de la saignée au cas de plénitude dans les vaisseaux, puisqu'elle est ici executée & pratiquée par l'art de la nature. Cette évacuation paroit même d'autant plus dans ses vûes, qu'elle en a institué le méchanisme, ou

G 3

tous

tous les moïens ; deforte que le fang s'évacue en forçant les vaiffeaux fans les interreffer ou les léfer aucunement. En effet une dilatation douce , molle , & fucceffive de ces vaiffeaux , execute cette œuvre de la nature , & c'eft par la vertu du reffort qu'elle a donnée à ces vaiffeaux , au moïen de laquelle ils peuvent fe ramener au même point ou à la même mefure de *diamettre* ou de capacité qui leur eft naturellement donnée. C'eft que par une loi des *forces élaftiques* , les fibres fe remettant au même point d'où elles s'étoient allongées , il devient prouvé qu'un vaiffeau qui s'eft naturellement dilaté au-delà de fon *ton* ordinaire , fe raméne par fa vertu de reffort à la même mefure de capacité , qu'il avoit avant fa dilatation naturelle ; & cela par cette raifon , que la force qui fait la dilatation naturelle eft en *raifons égales* à celle qui fait la contraction. Ainfi donc un vaiffeau qui n'auroit qu'une ligne de *diamettre* dans fon état naturel , venant à fe dilater jufqu'à s'en donner deux , la force qui dilate naturellement , aïant confommé fon pouvoir , elle-même qui par la même inftitution doit faire la contraction ou le refferrement venant à fe refilier , fe trouve à portée de raméner

Mazinus Mechanic. Morbo.

le

le vaisseau à sa mesure d'une ligne qui est celle de sa capacité naturelle. Et c'est ainsi que la *pléthore* qui s'amasse douze fois dans un an dans le corps d'une femme, venant à petit & successivement pendant trente jours à dilater les artéres qui se terminent aux sécrétoires destinés à cet usage, ne force en rien les *diamettres* de ces capillaires, jusqu'au point qu'elle n'en trouve, que d'où la vertu systaltique naturelle peut les ramener à leur *ton* ou à leur capacité ordinaire. En conséquence, la circulation du sang ne se trouve ni troublée, ni dérangée ; car le sang reprend la file de son cours naturel, elle rentre dans son uniformité, & la santé n'en souffre rien. C'est encore une *pléthore* qui amasse le sang dans les hommes sujets aux *hémorrhoïdes* ; aussi est-ce encore une évacuation de sang qui en fait la guérison, ou du moins le soulagement.

Au surplus le sçavant Professeur soutient que la saignée du bras est plus à portée de faire cette décharge, que la saignée du pied. Sa principale raison c'est que les veines des bras sont plus voisines ou moins éloignées du centre du corps que la *saphene* ; car celle-ci est à son extrémité, au lieu que les veines du

bras

bras accollent, pour ainſi dire, ſes côtés.
Le *méchaniſme* du corps dans l'ordonnance des vaiſſeaux, eſt-il contraire à cette
pratique ? ou cette pratique poſe-t-elle
ſur un fondement imaginaire ? En effet
eſt-il douteux que les vaiſſeaux du bras
tirent immédiatement par les *exillaires*,
le ſang qui retourne au cœur, ou qui
en vient, tandis qu'il eſt manifeſte &
ſenſible que la *ſaphene* tire le ſang immédiatement de toutes les parties baſſes,
où il ſe diſtribue, & où il ſe perd,
avant que celui des grands vaiſſeaux qui
ſont au centre du corps, puiſſe aucunement ſe démouvoir de la place qu'il y
occupe. C'eſt donc comme on la montré dans le traité du *Brigandage*, faire
des ſaignées en pure perte, que celle du
pied pratiquée dans la petite vérole, &
en conſéquence dans les fiévres malignes. Ce même ſçavant Profeſſeur, ſuivant la phyſiologie de ſon tems, s'apuye
ſinguliérement ſur le choix des veines
du bras pour ces ſaignées : mais ſans
vouloir ni adopter, ni ſuivre la plûpart
des imaginations qui ſe ſont débitées à
ce ſujet, l'obſervation faite par un grand
Médecin praticien qui écrit de nos jours,
ne permet pas qu'on ſe forme abſolu-
lument ſur quelque choix à faire dans

Verna
de pleu-
ritide en
1713.

les vaiſſeaux du bras , parce qu'il aſſure d'après de célébres Anatomiſtes , que la ſaignée de la *baſilique* ne ſoulage particuliérement dans les *pleureſies*, que parce que cette veine communique avec les *intercoſtales*. Du moins cela doit-il rendre les jeunes gens plus retenus à blâmer les anciens , ou comme des imbéciles , ou comme des ignorants , puiſqu'il paroit par un ſemblable exemple , que la ſaine raiſon où le bon ſens les concertoit avec les œuvres & les loix de la nature.

Mais cette obſervation fondée ſur la diſtribution des vaiſſeaux eſt pouſſée plus loin par ce ſçavant homme. Car il fait ſinguliérement obſerver l'étrange étendue de la vaine *azygos* , dont *Vanhelmont* même a connu la part qu'elle a dans la formation de la *pleuréſie.* Or par plus d'une ramification , cette veine communique avec la plûpart des *intercoſtales.* Un autre célébre Medecin Anatomiſte en confirmant ces communications de l'*azygos* avec les *intercoſtales*, ajoute qu'elle communique auſſi avec les *mammaires.* La *baſilique* donc ſe trouvant tant en commerce avec les *intercoſtales ,* devient-il douteux que la ſaignée de cette veine , ne ſoit d'une conſéquence ſingulière ,

guliére, quand il s'agit de faire une forte révulsion capable de dégager le sang
accumulé, & devenu trop abondant
dans les grands vaiffeaux? car le moïen
en pareil cas, c'eft d'alleger le cœur en
le déchargeant promptement, & par les
vaiffeaux qui ont avec lui des commer-
ces ou des contacts immédiats; or cette
difpofition eft précifément des vaiffeaux
qui vuide ou fait vuider la faignée de
la *bafilique*. En effet ee font environ
peut-être neuf ou dix onces de fang
que chaque faignée fouftrait au cœur,
parce qu'elles n'y font plus raportées
par l'*axillaire*; mais en même tems l'artére *axillaire* eft obligée de remplacer
fur le champ ces neuf ou dix onces de
fang pour continuer la circulation dans
les parties du bras, & ainfi ce font encore neuf a dix onces de fang dont le
cœur fe trouve d'autant plus aifément
déchargé, que le fang artériel trouve
moins de réfiftance à remonter par les
veines du bras, parce que la veine *bafilique* ayant été ouverte les a defemplis.
C'eft donc autant de rabatu fur la quantité de fang que le cœur chaffe par les
artéres intercoftales. Mais en même tems
encore les veines corrélatives avec l'*azi-
gos*, fe trouvant abondamment défem-
plies,

plies , font que celle-ci verfera dans la cave moins de fang , elle qui toute feule eft foupçonnée d'y porter un quart de la quantité qui y eft raportée par les veines circonvoifines. Ainfi donc le cœur recevant moins de fang , & trouvant à s'en décharger promptement & abondamment par le ventricule droit fi prochain de l'*azygos* , fut-il un moïen plus efficace pour diffiper la plénitude du fang des grands vaiffeaux ? & par conféquent n'eft-on pas en droit d'apeller *révulfion dérivatique* , ou *dérivation revulfive* , l'évacuation qui fe fait par la faignée du bras ? & en effet c'eft l'obfervation des praticiens , qui font remarquer que ces deux opérations fe trouvent fouvent confondues dans la faignée du bras. *Revulfio enim revera quoque derivatio eft.* Ce n'eft donc pas fi impertinemment que le croient nos jeunes praticiens , que le choix des vaiffeaux du bras a paru de conféquence à l'ancienne Medecine.

Mais pour juftifier le droit de préférence que l'on donne à la faignée bras , le fçavant Profeffeur fait remarquer encore , que l'ouverture eft plus grande ou plus large dans la veine du bras que dans celle du pied. En effet il paroit entre l'une & l'autre de ces veines , la même différence qu'il y a pour la groffeur entre celle qui fait un *tronc* , d'avec celle qui ne forme qu'une ramification , ou une branche. Or la veine du bras prife dans le pli du coude paroit faire un tronc , à raifon de la groffeur qu'elle fe conferve continuée jufqu'à l'*axillaire* ; peut-on dire la même chofe de la *faphene* , qui eft à l'extrémité & une branche de la *courale ?* un vaiffeau de ce volume eft donc plus fufceptible de la grande ouverture tant recommandée par les praticiens exacts , & verfés dans la connoiffance des meilleurs remédes , & des meilleures maniéres de les adminiftrer. Ce n'eft pas même par imagination qu'ils ont ainfi obfervé qu'un fang qui fort de la veine faifant un gros jet , lequel s'éléve vers l'*horifon* , foulage d'autant mieux le malade , que la caufe de la maladie fort plus abondamment , au lieu qu'un fang qui tombe perpendiculairement , ou qui coule le long du bras , laiffant la caufe du mal dans les vaiffeaux , paroit beau & vermeil , parce qu'il fort féparé du fuc cœneux qui refte dans le fang. Un autre avantage d'une grande ouverture , c'eft que le fang preffé dans les vaiffeaux

trouve

trouve d'autant moins de réſiſtance à ſe
ſoulager par ſa ſortie , qu'il trouve une
iſſue plus large & plus facile pour s'é-
chaper. De là il arrive que les impétuo-
ſités du ſang ſont rompues , en même
tems que les vélocités ſont hâtées dans
ſon cours , parce que les tuniques des
artéres ſentant moins de réſiſtance à
leur *ſyſtole* , hâtent d'autant la circulation du ſang qui étoit ralentie par leur
preſſion. Enfin une grande ouverture
dans la veine faiſant une plus grande
divulſion dans les fibres , cauſe une impreſſion plus vive ſur le genre nerveux ,
dont les tuniques des vaiſſeaux ſont tiſ-
ſues ; mais en conſéquence ſe faiſant vers
la partie piquée , un abord plus abon-
dants deſprits animaux , ce ſera un changement dans les *oſcillations* , leſquelles
abandonnant en quelque maniere la cauſe de la maladie , entretenue par l'état
ſpaſmodique des fibres , qui tiennent en
preſſe & en retard le cours du ſang.
Eſt-ce rien moins en effet qu'un relâ-
chement des fibres , lequel mettant la
maſſe des *fluides* plus au large , la met
encore plus à portée de ſe déveloper en
eſprits animaux dans le cerveau , & cela
eſt pourvoir à la réparation des forces ,
à meſure que le ſang ſe vuide par la ſaignée.

H Or

Or cette idée répand un grand jour fur la doctrine de la *revulfion*, qui occupe fi étrangement les efprits des praticiens. Car la révulfion ne regardant précifément que le mouvement des humeurs, (*revellimus ob motum*) comme parle un grand praticien, dès que la faignée change les mouvemens des efprits, il s'enfuit que la *revulfion* fe fait non-feulement fur le fang, mais encore fur les efprits. Et c'eft ce qu'elle opére dans les affections *fpafmodiques* & inflammatoires ; parce qu'en faifant quitter prife aux efprits de deffus les parties qu'ils tenoient en contraction, les *ofcillations* reprennent le large, & répendant les efprits au loin ; eft-ce autre chofe qu'une révulfion opérée fur le fluide fpiritueux. Or les *ofcillations* changées n'emportent-elles point un changement dans la circulation du fang? Mais quelques-uns en fe propofant de faire une *révulfion* ne trouvent pas que la veine du bras foit dans une diftance fuffifante, parce qu'aucune ne les fatisfait en fait de *révulfion*, que lorfqu'elle fe trouve à l'extrémité du pied. Là-deffus le même praticien les avertit, que dans les fiévres putrides malignes, il ne faut pas uniquement fe propofer la *révulfion*, mais en même tems l'*évacuation*.

tion, parce que. si l'on fait la *révulsion*
pour changer le mouvement du sang,
l'on doit aussi dans ces maladies s'occuper pour le moins autant de diminuer
l'abondance du sang, de la plénitude des
vaisseaux, *revellimus ob motum, vacua-*
mus ob multitudinem ; * de forte que   * Ibid.
cette double indication étant celle qu'il
faut suivre pour la cure des fiévres malignes, *cum utraque indicatio urgeat in*
febribus putridis, nec simpliciter revellen-
dum nec simpliciter vacuandum. Suivant
ces idées, Mr. faut-il trop s'inquiéter
fur les distances & fur les lieux oposés?
propter revulsionem, oppositionem non quæ-
rimus ; sed propter vacuationem, mode-
ratam distantiam, pourvû que le tout
soit selon la rectitude des vaisseaux, *cum*
utraque rectitudinem. D'où il se conclut que dans les fiévres malignes, il ne
faut point faire la *révulsion* par la *saignée*
du pied, parce qu'elle ne satisfait point
à l'indication de la plénitude, *non igitur*
in febribus putridis ex pedibus revellen-
dum, quia revulsionem cum vacuatione
intendimus.

Voilà, Mr. comme l'on s'expliquoit   Idem
il y a 100 ans * fur la *révulsion* &   *Moxius.*
fur la *saignée du pied* ; & cette doctrine   * *Moxius*
venoit de tous les grands Médecins des   écrivoit
H 2   siécles
en 1626.
& *Man-*

 siécles précédents, sur lesquels ces praticiens s'étoient formés. C'est donc une méprise où sont tombés les esprits, d'avoir mis la maniere de placer la saignée pour faire une *révulsion*, à la place de l'effet que la saignée produit, qui est la *revulsion*. En effet ce n'est que la maniere qui détourne le sang de la partie malade qui en fait l'essentiel, en ce que ce détour va jusqu'à écarter en long, en large & au loin la cause de la maladie, qui est contenue dans le sang. C'est pourquoi il paroit bien peu important d'ouvrir une veine plus ou moins loin de l'endroit malade, pourvû que le sang qui en sort, soit tiré de l'endroit malade, & qu'il se porte au loin. *Parum refert quod vos ab affecto loco remotiùs pandatur, dummodo tramite recto, ac ordinato, cruor ex ipso exeat, & promanet.* C'est la réfléxion d'un professeur * en Medecine aussi sçavant qu'habile en pratique ; & cet Auteur écrit de nos jours. * Ce n'est donc point comme l'avoit voulu soutenir *l'Hervée* contre *Riolan*, que la circulation du sang mettoit la *révulsion* à néant ; car quoique par la circulation le sang se porte toujours aux mêmes endroits & par les mêmes chemins, sa marche peut

être.

être affoiblie, fon volume diminué, & par-là fon impétuofité vers certains endroits étant rabatue ou ralentie, il eft obligé de s'étendre en fe dégonflant, & reprenant fon uniformité & fon égalité de cours pour fes. diftributions, il fe répand en tant. de vaiffeaux, que fans interrompre la continuité de fon cours, il fe dégage des endroits où fa précipitation l'avoit engagé.

Au furplus, Mr. comprenez - vous que la faignée du pied devenue chez nos nouveaux praticiens la dépofitaire abfolue des *révulfions*, les opére auffi certainement que ces Mrs. le publient? Cette *rectitude* de vaiffeaux demandée par les anciens & par les modernes, vous paroit-elle bien établie entre la *faphene*, & les grands vaiffeaux fupérieurs, furtout avec la grande artére, qui eft au centre du corps, où s'eft fait le repaire du fang qui a été repouffé des capillaires des vaiffeaux vers le centre du corps? Les anciens eux-mêmes trouvoient cela à redire à la faignée du pied donnée comme *révulfive*. En effet la veine *cave* & l'*aorte*, venant à former deux troncs differents ; fçavoir, les *iliaques*, veines & artéres, n'arrive-t-il pas qu'autant que le fang tomboit *perpendiculairement* du cœur dans le *baſſin de l'hipogaſtre*, autant en cet endroit décline-t-il de la ligne droite en ſe partageant pour former deux lignes latérales, l'une à droite & l'autre à gauche ? De telles directions changées dans la poſition des vaiſſeaux, répondent-elles de la rectitude demandée par tous les Medecins en fait de *révulſion* ? De plus, Mr. le *catixin* tant recommandé, s'accorde-t-il avec ce changement dans les directions des vaiſſeaux ? Car enfin l'*iliaque* droit n'a pas plus de raport avec le côté droit du corps, ni avec le côté droit du cerveau, que l'*iliaque* gauche, puiſque l'une & l'autre partent également du tronc perpendiculaire qui leur a donné naiſſance. On ne peut donc aucunement compter ſur la rectitude des vaiſſeaux qui ſe diſtribuent dans les parties baſſes ; on ne peut non plus leur reconnoître de raports particuliers avec aucun des côtés des parties ſupérieures, ſoit le droit, ſoit le gauche. Le ſang donc qui ſortira des vaiſſeaux des parties baſſes, dégagera-t-il directement, & ſinguliérement celui qui fera une maladie dans un de ces côtés.

Ces réfléxions ne ſont que les interprétes des ſolides raiſons qu'emploie le ſçavant Profeſſeur contre ſon jeune ad-

ver-

verfaire : Mais comme ce jeune Sçavant
lui échapoit par des faux-fuiants , qu'il
sçavoit mettre en œuvre avec plus d'a-
dreffe que de verité ; & pour fe garder
lui-même des faux jours qu'offrent à
l'efprit le plus éclairé les connoiffances
en Medecine , où tout tient en deffiance
l'homme le plus exact , à qui les vrai-
femblances peuvent faire illufion , *fimili-
tudines imponunt* , voici un moien de
conciliation convenu entr'eux. Ils s'ac-
cordérent à s'en raporter au jugement
des anciens praticiens , pour ne pas paroître aimer plus la difpute que la verité ; *ne differtare potiùs quam verum in-
quirere videremur , decrevimus feniorum
audire opinionem.* Le plus célébre d'alors
étoit le premier Medecin *Pizzuti* , vieillard venérable pour avoir pratiqué la
Medecine , avec grande diftinction pendant 60 ans. Aïant donc entendu leurs
raifons réciproques , voici la réponfe qu'il
leur donna en fouriant. Aprenez , dit-il ,
jeunes Docteurs , mes enfants , * aprenez
la véritable maniere de pratiquer la faignée , & à en bien choifir l'endroit dans
les fiévres malignes , *uti noftris ili pro-
pofimus rationes fubridens , audite (filii)
ô juvenes , ait , & à me verum mitten-
di fanguinis locum in malignis febribus
* dif-

Manu-
fus , P
197.

* Ce
terme
[filii] en
leur par-
lant , eft
dans la
même
page.

discite, qui annos fere sexaginta medici-

Ibid. p.
392.

nam exercui. Il les enseigne ensuite en
détail sur cette matiere, en concluant
que son sentiment étoit aussi celui des
plus habiles maîtres qui fussent dans
tout le Roïaume de *Sicile*, & il le montre en particulier. Cela fait, il renvoie les
deux contendants avec cet avis. *Vos igitur nostrûm vestigia sequentes, vera Medicinæ dogmata profitebimini, valete juvenes, deusquè vos adjuvet, valete.*
Cette décision si précise ne fut pourtant
point un Arrêt de Législateur despoti-
que, qui prononce sans rendre compte
de sa volonté, mais un *arreté* par forme
d'avis de là part d'un pere qui instruit
ses enfants, comme auroit fait *Hippocrate*
qui est reconnu en Medecine pour le
pere des praticiens, ou du véritable art
de traiter & guérir les plus grandes maladies.

Au reste, ce sage vieillard, cet Hippocrate Sicilien, avoit, par un long discours de huit pages, mis au fait de la
saignée du bras, les deux *contendants*,
sans donner l'exclusion, ni même aucune atteinte au droit légitime de la saignée du pied ; c'est-à-dire étant pratiquée dans les cas particuliers, réglés par
les praticiens de tous les tems ; mais se

dé-

déclarant nettement pour la faignée du bras comme celle qui eft généralement & préférablement indiquée dans les fiévres malignes.

Le fçavant profeffeur ranimé par une telle décifion, la trouve confirmée par la pratique d'*Hippocrate*, lequel dans une fiévre maligne *épidémique* qui étoit mortelle par les inflammations de gorge & de poumon qui l'accompagnoient, ne faigna que du bras. Et après tout cela il protefte que l'honneur, la religion & la probité font les feuls motifs de fon opofition à la faignée du pied, toutes chofes aufquelles a répondu très-fçavamment & très-fenfément le profeffeur qui l'a combattue, & avec tant de précifion, dans fon fçavant Ouvrage. Mais enfin, Mr. étant comme vous êtes à portée, d'infinuer ces vûes de conciliation aux Auteurs de la nouvelle pratique, feroit-il indigne de votre attention, pour le bon ordre & l'honneur de la profeffion ? trouveriez-vous hors de propos, d'exciter ces Mrs. à porter les raifons qu'ils auroient de changer comme ils font la face de la faine pratique en Medecine par devant des juges compétens, inftruits de fes régles, & qui n'aient jamais eu d'autres vûes, que celle de l'honneur,

de

de la probité , & de l'amour de la verité ? Ces Juges se trouvent même naturellement dans le lieu où la nouvelle pratique fait plus de bruit , puisque c'est sur le pavé de *Paris.* La Faculté donc si célébre qui y est pour la Medecine , si sçavante d'ailleurs , & dont peut-être ils sont pour la plûpart les enfants , ou les éleves , ne pouroit-elle point juger souverainement sur le fond d'une telle pratique , elle à qui pouroit , & devroit ressortir le fond de toute Medecine ? Tant d'anciens praticiens & de sçavants docteurs de cette Compagnie , pouroient-ils leur paroître incapables d'une telle décision qui mettroit la paix dans les esprits & la sûreté dans la pratique de Medecine ? Le tems presse même , Mr. & le cas est urgent : Car comme si les mauvais succès ne faisoient qu'irriter les sectaires de la nouvelle pratique , ils tombent journellement dans des excès si monstrueux , si publics & si communs sur l'abus de la saignée du pied , que le malheur est presque à son comble , & la perte de la Medecine très-prochaine. Car la passion pour la saignée du pied prenant la place de toute raison , elle devient une contagion plus dangereuse , que l'épidémie même la plus cruelle. En

effet

effet la ſaignée du pied eſt aujourd'hui de toutes les maladies ; ce ne ſont plus ſeulement des fiévres malignes où on la prodigue , il ſeroit mal-aiſé de diſtinguer une maladie dans laquelle elle ne ſoit aujourd'hui à la mode ; fuſſent des maladies aigues ou chroniques , inflammatoires ou convulſives, dans des indigeſtions, des affections ſéreuſes , caterreuſes , lymphatiques , ſoit que ces maux attaquent la poitrine, le bas ventre & le cerveau , la ſaignée du pied eſt généralement & libéralement pratiquée dans tous ces cas. La raiſon des ſexes n'y fait plus rien , car aujourd'hui les hommes ſont autant aſſujettis à la ſaignée du pied que les femmes. Les âges n'y aportent pas plus de meſure, l'on y ſoumet de tendres enfants , mépriſant la raiſon de leur âge, & ſans égard pour la tendre complexion de leur corps. Croiezvous , Mr. le corps humain capable de telles épreuves ? une machine qui ne ſubſiſte que par l'ordre, l'harmonie, & les proportions d'un million de reſſorts , ſur leſquels l'Auteur de la nature l'a montée avec tant d'ordre & de juſteſſe , n'a-t-elle donc rien à craindre pour les ſuites d'une pareille ſaignée ?

Déja les anciens praticiens avoient obſervé

fervé que la faignée du pied de fa nature affoiblit davantage que celle du bras,
& pour cette raifon ils la craignoient
bien plus que celle-ci. Alors encore la
faignée du bras elle-même étoit apréhen-
dée pour les vieillards & pour les enfants. Tels étoient les égards des anciens
fur l'ufage de la faignée du bras, qu'ils
croioient dangereufe, & aujourd'hui l'on
ne craint rien de celle du pied, dont l'on
ufe auffi librement fur les enfants que
fur les vieillards, au lieu que l'on oublie
ou méprife la faignée du bras. Cet affoibliffement par la faignée du pied étoit
même connu & avoué dans l'une & l'autre Medecine, celle des *Grecs* & celle
des *Arabes*. Et l'obfervation n'avoit rien
de douteux, car n'étant arrêtée que fur
la caufe de cet événement, ils la trouvoient dans l'affoibliffement de la chaleur naturelle, lequel fe fait dans les
parties éloignées, c'eft-à-dire à mefure
que le fang s'éloigne du cœur, qui étoit
felon eux le principe de toute chaleur
dans le corps humain. Or quoiqu'il en
foit des termes & des expreffions, la
phyfiologie moderne découvre une caufe
femblable, bien réelle, bien phyfique,
& même demontrée par le calcul géométrique. C'eft celle des *ofcillations* por-
tées

Dans
Galien &
dans A-
vicene.

tées par les artéres, depuis le cœur jufqu'aux extrémités des parties. Or ces
ofcillations diminuent de force à mefure
qu'elles vont dans les lointains du corps,
de maniere qu'aïant été très-fortes dans
les grands artéres, elles diminuent &
femblent fe perdre dans les capillaires,
fuivant que le démontre le fçavant Mr.
Keill. Rien même reffemble-t-il mieux
à l'obfervation vulgaire & fenfible, qui
fe trouve parconféquent à la portée de
tous les efprits ? c'eft celle des ondulations qui fe font en rond dans une ri-
viére où l'on a jetté une petite pierre ;
car du centre ou de l'endroit où eft tombée la pierre il fe forme une infinité
d'ondulations orbiculaires, auffi nom-
breufes que fenfibles d'abord, mais qui
fe perdent à mefure qu'elles s'éloignent
du point *central* d'où elles font parties.
C'eft donc à *raifon des ofcillations*, que
la faignée du pied fe pratiquant dans
l'endroit où elles font certainement plus
foibles, les forces d'un malade auront
plus à en fouffrir que de la faignée du
bras.

Une autre obfervation faite par les
anciens, & confirmée par un célébre
moderne, * autant éclairé fur la bonne
pratique en Medecine, que fur la géo-
mé-

I

métrie ; c'eft que la faignée du pied affoiblit davantage & réuffit moins bien dans les maladies des hommes, que dans celles des femmes. Il s'en trouve en effet une raifon fenfible & bien réelle dans l'ordonnance de la diftribution des vaiffeaux, fuivant l'ordre & dans l'intention de l'œconomie animale. L'évacuation particuliere aux perfonnes du fexe exigeoit de la nature, qu'elle y pourvût par une furabondance de fang qui devoit fervir à l'entretien de cette évacuation, & en conféquence il fe trouve dans les corps de ces perfonnes des pentes, des directions, des pofitions de vaiffeaux particuliers ; des *fécrétoires* pour lui fervir d'iffue, & des lieux même de réferve où pût fe former & s'accumuler cette *congeftion* naturelle : Les corps des hommes n'étant point faits pour de pareilles vûes, la circulation du fang ne fe doit point à de femblables amas ou *congeftions*. Ainfi une faignée du pied faite fur les hommes prend précifément fur le fond du néceffaire pour l'entretien de fon *individu*, le fang qu'elle lui dérobe, parce qu'il eft uniquement fait pour fe porter ailleurs & fervir à d'autres ufages.

Au furplus la plénitude qui occupe les grands vaiffeaux dans les fiévres malignes

lignes n'autorife point la faignée du pied ,
puifque la plénitude qui fait le mal, ne
fe trouve point en raport , étant dans
les vaiffeaux des parties baffes , avec ceux
du centre du corps. Auffi les anciens
avoient-ils encore remarqué , que la faignée du pied en pareil cas , n'évacuoit
rien de fort confidérable , *nihil effatu di-*
gnum. Et en effet le fang qui fort par
la veine du pied n'évacue point celui
dont la plénitude où la congeftion fait
la caufe du mal renfermée dans les grands
vaiffeaux. Et de-là , Mr. viennent tant
de reliquas de faignées du pied après les
fiévres malignes ou femblables maladies.

Sont-ce de fimples conjectures , des
imputations , ou des prédictions imaginées , que ces maux à venir ? mais ce
font des événemens préparés , annoncés
même dans le tems des maladies où la
faignée du pied a été témérairement pro-
diguée. On ne parle point des morts
précipitées qui en arrivent , elles s'en-
féveliffent avec les corps dans la terre ,
qui couvre la honte de ces Medecins ;
mais les déplacemens d'humeurs qui fur-
viennent , les changemens des maladies,
les *metaftafes* malheureufes , parce qu'elles font hors du cours ordinaire de ces
maladies , font des témoins prefens de la

violence faite à la nature, & qui prédi-
fent le préjudice qu'en souffriront les
viscéres dans la suite de la vie. Car une
maladie de cerveau devient celle de la
poitrine, & une inflammation de gorge
celle du poumon ; une fluxion de poitrine devient un afthme, une phtisie,
un crachement de sang, une inflammation du foye devient une inflammation
du bas ventre ; un embarras de rate dé-
génére en flatuosités, en affections *spaf-
modiques*, *melancoliques*, *hypochondriaques* ; & de-là suivent des coliques &
des affections *hémorroïdales* dans les deux
sexes, des *pertes de sang* dans les femmes, & encore de plus facheux maux,
par la décharge qui s'est faite sur les
parties basses par les fréquentes saignées
du pied. Les *reins* & la *vessie* seront-ils
à l'abri d'accidents en pareils dérange-
ment dans la circulation du sang ? De-
là donc encore, combien de *coliques
néphrétiques*, de supressions d'urine par
l'accablement de la vessie sous le poids
du sang que la saignée du pied attire
sur elle, de *dysuries*, de *stranguries*. Enfin tant d'affections *rhumatisantes*, qui
font arrivées à la vessie. Mais des maux
si réels qui ne viennent que d'une nature violentée & forcée dans ses opérations ;

tions , rendent-ils équivoques les prognostiques qui se tirent de la saignée du pied de la nouvelle pratique ? car s'il n'est pas de forces élastiques qui ne tendent à se retirer, quand une fois on en a forcé le ressort , n'est-il pas naturel de penser que les fibres nerveuses se trouvant ainsi dans un état de violence , se conserveront une dans *tendence* , ou un effort continuel pour revenir à leur état naturel ? Et cela est-il rien moins qu'une cause sécrete & toujours presente d'infirmités ? parce que la différence des saisons , les accidens de la vie , un régime dérangé par l'usage des liqueurs ; tout cela venant reveiller la vertu élastique qui étoit dormante , cet effort caché se manifestera ; & de là les fiévres du printems, par exemples , qui font revivre dans les corps infirmes les causes des maladies qu'ils portent en eux concentrées. D'ailleurs la confusion dans laquelle cette pratique se fait par ces Messieurs , avertit bien des desordres qui en arriveront , rien n'en prouvant tant la déraison , que le défaut absolu de méthode ou de régle , qui se montre visiblement dans l'usage de cette saignée. C'étoit , disoit-on il y a peu d'années , pour faire la *révultion* du sang qui se portoit à la teste dans les petites

veroles & les fiévres malignes, & en cela
s'y confervoit encore une efpece de méthode ; mais aujourd'hui ce n'eft pas à
quelle maladie convient la faignée du
pied, qu'il faut leur demander ; mais
à quelle maladie elle ne convient point,
d'un prime abord & uniquement réité-
rée. En effet elle fe pratique ainfi ajuf-
tée, & indifféremment dans les maladies
du cerveau, de la poitrine, du bas ventre, dans les hommes comme dans les
femmes, fur les vieillards comme fur les
jeunes enfants. Car ce n'eft pas pour
répéter les mêmes paroles, mais pour
faire fentir tout ce que l'on a d'envie
de procurer le bien. & l'honneur de la
profeffion, en même tems que la fureté de la vie des hommes, *non verborum
fed amoris repetitio.* C'eft donc uniquement pour cela, que l'on rapelle ici la
confufion qui fe trouve dans la pratique
nouvelle ; & encore pour mieux faire
comprendre les contradictions, les dif-
cordances & les contrariétés que l'on y
fuit, des manieres que l'on y emploie,
& des remédes qu'on y pratique. En
effet ce n'eft plus aujourd'hui la même
idée de *révulfion*, à la faveur de laquelle on autorifoit n'a guéres la faignée du
pied dans la *petite Verole* & dans les
fiévres

fièvres malignes. Car tant de différentes
maladies dans lefquelles on voit adopter
la faignée du pied , n'occupant point
les mêmes fiéges , ou les mêmes pofitions
de caufes que la petite Verole , (par e-
xemple) la faignée du pied fe trouve-
t-elle en raport , ou en convenance avec
toutes ces différentes fituations des parties , pour faire la révulfion du fang
qui les occupent ? les diftances font-elles
les mêmes ? peut-on du pied à tant de
différents endroits imaginer les mêmes
derections des *folides* , & les mêmes dé-
terminations des *fluides* , puifqu'il eft impoffible de concevoir une *rectitude de
vaiffeaux* pareille entre le pied & ces
parties fi différentes , & que les pofitions
des vaiffeaux font fi différemment changées
en celle-ci , de celle de la *faphene.* Après
cela , Mr. peut-on ne pas tout craindre
d'une telle difproportion négligée ou mé-
prifée dans la nouvelle pratique ? qui va
cependant à rendre inutile dans des maladies graves , le reméde le plus capable ,
étant bien apliqué , de les foulager. Et
eft-on imaginaire ou mal fondé à craindre des reliquas de maladies après de fi
étranges négligences ou méprifes ? car
on connoit trop de lumiére en quelques-
uns de ces Meffieurs , pour pouvoir les
foup-

foupçonner d'ignorance, trop d'honneur
& de probité pour les foupçonner de
paffion ou d'opiniâtreté pour foutenir
dans le public un parti pris ; car qu'ils fe
foient expliqués , comme on le dit de
quelques-uns , qu'ils fçauroient réduire
les *petites Veroles* , à fe foumettre à la
faignée du pied , on croit ce difcours
de la nature de ceux qu'un vulgaire malin fe plaît à tenir contre les Medecins.
Quoi qu'il en foit , la faignée du pied
affoibliffant davantage que celle du bras ,
comme on en convient communément ,
le danger de la faire à pure perte , en la
prodiguant cependant dans les maladies ,
n'eft-ce pas fe rendre complice de l'affoibliffement où l'on jette les parties ?
Car ce n'eft point une erreur populaire
qui a fait croire que la faignée du pied
affoiblit davantage que celle du bras ,
puifqu'elle doit être plus ample que
celle-ci , fi l'on veut en tirer plus de
foulagement. Ajoutez qu'il eft prefque
impoffible qu'elle ne devienne plus ample entre les mains & fous les yeux des
Chirurgiens , parce qu'ils font continuellement trompés par la nature de l'eau
qui teint plus ou moins , en prenant la
couleur du fang ; & encore par la diverfité qui fe trouve dans le fang des malades ,

lades , lequel coule plus ou moins promp~
tement. Cependant le Chirurgien n'aïant
guéres d'autre guide que ses yeux , &
la longueur du tems qu'il a coutume
de donner à la sortie du sang du pied ;
avec de telles incertitudes peut-on ne pas
croire , que souvent il se vuidera par le
vaisseau du pied six palettes de sang au
lieu de quatre qu'on se proposoit. Ce
seront donc déja huit onces de sang pour
chaque saignée , qui feront de subéroga~
tion & en pure perte. Peut-être seroit-
ce une erreur tolérable, s'il ne s'agissoit
que d'une seule saignée ; mais les nou~
veaux praticiens réitérant celle du pied ,
jusqu'à cinq fois dans le même jour ,
quel affreux dégât de sang ! quelle énor~
me profusion de cette précieuse liqueur !
car huit onces de surcroît ajoutées à
seize onces , qui font la quantité ordinai~
re de la saignée du pied , font vingt-
quatre onces ou deux livres medécinales
de sang pour chaque saignée , & s'en
faisant cinq par jour , le dommage iroit
à dix livres de sang répandu pour une
seule journée par les Medecins de la nou~
velle pratique. Sans doute vont-ils se ré~
crier sur ce calcul , qui les convaincroit
de faire perdre à un malade en un seul
jour les deux tiers de tout ce qu'il a de
sang

fang , puifque toute la maffe (dans les grand vaiffeaux) n'en contient peut-être qu'environ vingt-cinq livres. Mais l'on veut bien pour ne rien exagérer, fupofer que les faignées feront moins copieufes qu'à l'ordinaire , & que le Chirurgien foigneux fe fera mis en garde contre l'erreur, en voulant bien fe fervir de la mefure qu'il prendra de l'eau en y plongeant une baguette. On veut bien encore pour n'être pas trompé rabattre cinq livres de fang fur dix , & ce feront encore cinq livres de fang que ces Meffieurs facrifient par jour à leur miférable fyftême de pratique ; par là donc un malade perdra dans leurs mains un cinquiéme de ce qu'il a de fang ; n'eft-ce pas faire mettre gros au jeu par un malade, dont l'on joue la peau , car c'eft de fa peau qu'il s'agit, *de corio luditur humano.*

Mais vous rapellant, Mr. à cette occafion l'idée d'*équilibre*, qui eft celle de l'art naturel par lequel fe conferve la fanté & la vie, ne trouveriez-vous point que c'eft mettre l'un & l'autre à une étrange épreuve ? car cet équilibre confiftant en deux puiffances *élaftiques*, par l'une defquelles les *folides* fe dilatent & s'allongent , tandis que par l'autre ces parties fe raménent à leurs mefures naturelles ,,

turelles , *momenta diſtraƈtionis & con-
traƈtionis.* Le ſang qui fait un de ces
contrepoids , peut-il être ſoudainement
& abondamment ſouſtrait , ſans expoſer
les ſolides à une *conſidence* d'autant plus
irremédiable , que réduits à l'état que
les phyſiciens apellent l'état *d'inertie* ,
ils déchoient de la force qui devoit les
ſoutenir & les relever ; c'eſt de celle de
la *renitence elaſtique* que le ſang faiſoit
par ſon reſſort ou ſa réſilition , & encore
par ſa vertu de *gravitation* , ou par ſon
poids ſur les fibres des *ſolides.* Là-deſſus
donc obſervant que c'eſt dans les extrémités des vaiſſeaux du pied que l'on tire cinq livres de ſang en moins de vingt-
quatre heures ; que penſer de cette opé-
ration ainſi placée , qui prend les vaiſſeaux préciſément dans les endroits où
les oſcillations ſont infiniment affoiblies?
une telle inanition auroit bien fait une é-
trange impreſſion ſur l'eſprit d'*Hipocrate* ,
qui certainement n'en a pas vû de ſemblable ; car celle-ci ne reſſemble en rien à
celles de ſon tems. Ce n'eſt pas qu'alors,
l'on faiſoit des ſaignées qui alloient juſqu'à laiſſer certains malades en défaillan-
ce *ad animi deliquium.* Mais ce n'étoit
qu'une ſeule ſaignée dans toute une maladie , & dans des cas où il y a moins

à

à craindre d'affoiblir pour un moment un malade , que de le voir expofé à périr promptement d'une inflammation confommée , & prête en crévant les vaiffeaux à faire un dépôt mortel. Les praticiens fçavent encore (dans des cas urgents où le fang fait étang , parce qu'il eft en ftagnation prefque par tout le corps) faire une *faignée du pied* , une de la *gorge* , & quelquefois une encore de l'*artére* , au travers de plufieurs faignées du bras ; & cela pour , en rétabliffant l'uniformité dans la circulation , remettre l'équilibre dans toutes les parties. Mais cette fageffe guide-t-elle les nouveaux praticiens dans leur miférable manœuvre de vuider en moins de vingt-quatre heures un cinquiéme de la maffe du fang.

Le *Brigandage* fi manifefte en tout ce qui vient d'être raporté , pouroit paffer pour n'être qu'un defordre particulier à la Medecine d'un feul endroit , fut-ce la Capitale d'un grand Roïaume ; mais la contagion de la nouvelle pratique , étant comme une *gangréne* , elle *ambule* , jufqu'à gagner les Provinces. Car le *Kermés* & la faignée du pied , étant comme un *chiendent* dans la Medecine régnante , ils foifonnent de toutes parts en tout lieux ; & déja les *Moines* guérif-

guériffeurs tant répandus par le monde ,
les gardes & les femmes fe trouvant hon-
norées de la connoiffance du *Kermés*
en font fête à tous les malades de leurs
amis comme d'une main divine en Medecine , qui porte la guérifon partout.
Les Chirurgiens-Medecins des campa-
gnes comme les Medecins des villes ,
trouvant commode une medecine qui
demande fi peu d'étude & qui les af-
franchit de toute dépenfe en livres , fe
vouent tous à la nouvelle pratique , é-
blouis par la belle couleur du *Kermés* ,
& flâtés encore par la renommée qui le
met à la mode. Après cela , Monfieur,
eft-il poffible , de ne pas apercevoir tous
les malheurs qui naitront de jour en jour
dans les Provinces d'un art fans art de
faire la Medecine , & cela n'eft-il point
la vraie peinture d'un *Bringandage* ?
Mais il va encore plus loin ce *Brigan-*
dage , depuis que le *Kermés* s'eft fait
entrée dans les Hôpitaux , en compagnie
de la faignée du pied (car ce font les
deux inféparables) dont les effais s'y
font tous les jours fur des centaines de
malheureux , qui deviennent les victi-
mes de cette routine entre les mains ,
moins de jeunes Medecins , que de Medecins jeunes en pratique. Car encore le

K

mal

mal peut devenir moins dangereux entre les vieux praticiens , lefquels étant
exercés parmi les malades , connoiffent
les maladies comme d'un coup d'œil ,
& démêlent les tempéramments des malades avec quelque facilité. En ces cas
des remédes fuffent-ils douteux font courir moins de rifque , parce qu'ils font
guidés par des têtes accoutumées à penfer chez les malades & fur les maladies.
Sera-ce la même chofe quand de jeunes
cerveaux qui font plus Docteurs dans
les Ecoles de Medecine , que doctes &
habiles dans la cure des maladies ? mettre donc en de telles mains le *Kermés* ,
qu'ils ne connoiffent que par oui-dire ,
l'*Emétique* dont ils ne font inftruits que
par leurs livres , enfin la *faignée du pied* ,
dont ils reconnoiffoient l'univerfalité pour
toutes les maladies , & dans tous leurs
cas , de tempéramments , d'âge , de fexe , & de conftitution ; Quelle nuée de
malheurs ne voit-on point déja tomber
fur les malades , & les Hôpitaux étant
de toutes les villes & de toutes les cam-
pagnes ? Eft-il Brigandage plus univer-
fel que celui d'une telle pratique , qui
ne s'en prend ni à la mauvaife qualité des
remédes , ni au défaut de fageffe , d'ufage
ou de méthode qui les régiffent , mais
uniquе-

uniquement à la malignité prétendue des maladies ?

Car c'eſt encore une *marote* dans cette nouvelle pratique que la *malignité*, terme fatal ! expreſſion banale ! *Pallivo-la diĉtio*, dans la bouche de ceux qui ignorant les loix de la méchanique, ſe prennent au-fantôme de la malignité. *Si quidem malignitas imaginaria eſt, ac mechanicæ leges ignorantium pallivola diĉtio exiſtit.* Fut-il donc ſource plus a-bondante en *Brigandage ?* car le mer-veilleux de ce malin venin, c'eſt qu'il ſe trouve connu dans toutes les grandes maladies, tout inconnu qu'il eſt dans ſa nature, & que là par tout la *ſaignée du pied*, flanquée de l'*Emétique* & du *Ker-més* en eſt le reméde ſans diſtinĉtion. Mais au contraire la *malignité*, ce funeſ-te terme, qui, ſuivant l'expreſſion d'un ſage praticien, à coûté plus d'hommes au genre humain, que n'en a fait périr la poudre à canon ; cette meurtriére é-pargnera-t-elle les malades qui tomberont dans les mains des hazardeux Medecins de la nouvelle pratique ? Car enfin l'i-dole de *malignité*, au ſens de ces Meſ-ſieurs, eſt le fruit ou la produĉtion de l'*impéritie* de certains praticiens ; Idole dont leur pétulance & l'audace amuſent

K 2   l'igno-

Tern. à
de phleb
part. 1.
pag. 10.

Ibid.

Syden-
ham.

l'ignorant vulgaire ; car c'eſt le refuge
& l'azile de la lâcheté de ceux qui aïant
négligé de s'inſtruire des vraies cauſes des
maladies, ſe livrent à cette idolâtrie pathologique, *imaginarium malignitatis*
nomen imperitia medicorum peperit, pe-
tulantiâ, vulgus fovet, medici enim cum
morbum non cognoſcunt, ad hoc igna-
via azylum confugiunt. Avec cette idée

Baglivi.

ſouffrez, Monſieur, que je vous con-
duiſe en eſprit, dans des Hôpitaux où
de jeunes Medecins bien munis de *Ker-*
mes & d'*Emétique*, comme les Satellites
fidéles qui aſſurent le ſuccès de la *ſai-*
gnée du pied, à laquelle ils ſe ſont aveuglément livrés ; quel abatis de mourans
ne verrez-vous point ſous la main de ces
exécuteurs du *Kermes*, dont-ils ſe fe-
ſoient un contrepoiſon pour remédier
aux maladies de ces pauvres malheureux ?
& vous verrez je m'aſſure en eſprit la
vérité du *Brigande*, dont le nom vous
paroiſſoit offençant & calomnieux.

En effet rien juſtifie-t-il mieux l'idée
du *Brigandage* dans la nouvelle prati-
tique, que le peu d'idée que l'on y a
ſur la vraie cauſe de *malignité* dans les
maladies ; contre leſquelles parconſé-
quent ils combatent en *endabates*, ſans
ſçavoir où & ſur quoi portent leurs
coups,

coups, puisqu'ils voiént de la malignité dans la plûpart des maladies, qui ne font rien moins que malignes. Car il eft certainement une vraie caufe de *malignité*, & trop réelle en certains cas, en certaines efpeces de maladies, en certaines conftitutions ; mais ces maladies ont leurs fignes traitreux, parce qu'elles fe montrent fous un vifage de paix, avec des fignes infidieux, *cum fignis proditoriis.* Elles flâtent donc par un doux abord pour mieux furprendre ; cependant elles ont leurs époques de malheurs ou de furprife, comme l'a fi habilement obfervé le fçavant Mr. *Torti* dans les fiévres intermittentes malignes, qu'il décrit & démêle avec tant de précifion dans fon excellent ouvrage fur ces fiévres. Tout de même un excellent Obfervateur, a remarqué les tems à jour nommé, pour avancer la purgation en certaines affeétions de poitrine : nos jeunes praticiens ont-ils par devers eux des fignes de la malignité qu'ils combattent ? ce font au contraire des maladies purement *inflammatoires*, dont le danger dépend de l'excès d'inflammation qu'elles ont dans le fang. Or les fymptomes qui réfultent d'une telle caufe, n'indiquent rien fi peu que la *malignité*

Chef
neau.
obf.

K 3　　En

En effet les praticiens de tous les tems
ont fait remarquer , que les maladies
vraiment malignes , laiſſent très-ſouvent
au poul ſa cadence & ſa moleſſe ordinaire , aux urines leurs couleurs naturelles , à la langue les dehors & l'humec-
tation qui lui ſont propres ; avec toute
cette belle montre , le malade eſt dans
un abatement étonnant ; & tout cela
parce que la cauſe de la maladie eſt paſ-
ſée dans les *eſprits* , c'eſt-à-dire dans le
ſuc nerveux , où elle agit immédiatement ſur les nerfs , dont elle altére le
ton , en affoibliſſant les puiſſances , parce que là ſe pervertiſſent l'ordre , la nature & la *direction* des *oſcillations*. Les
maladies ſi nombreuſes que ces Meſſieurs
apellent malignes trouvent-elles leur reſ-
ſemblance dans cette peinture ? ils les
traitent cependant ces fiévres comme malignes ; les prenant donc pour ce qu'elles ne ſont point , quels deſaſtres ne pas
craindre d'une telle pratique ? paroiſſent-
ils plus attentifs ou mieux inſtruits ſur
la différence des venins , car ils empoi-
ſonnent toutes les maladies qu'ils traitent
à leurs manieres ? Les Auteurs qui traitent des poiſons , en font remarquer de
différente nature , regardant les uns comme des ſels *arſénicaux* , déchirans , vi-
trioliques

trioliques &c. les autres comme des volatils fauvages , féroces , fougueux ou
turbulents qui mettent les efprits en *a-
taxies* , & le genre nerveux ou fes *ofcillations* en trouble , en defordres , & en
agitations. Auffi les Médecins verfés
dans la connoiffance des maladies vraie-
ment malignes , avertiffent-ils que dans
les unes , les *audes* en font les remédes ,
en d'autres que ce font les *diaphorétiques*
doux , mous , ni tumultueux , ni trop
élaftiques , mais legérement *fudorifiques* ,
aufquels il faut donner fa confiance. Ces
réalités occupent-elles les efprits des nouveaux praticiens ? ils ne font que fe
mettre à la fuite d'un fantôme de malignité imaginaire , ils lui opofent des remédes de leur invention ajuftés à leur
mode , fans connoître leurs raports avec
la prétendue malignité. Toutes chofes
donc imaginées furquoi pofe la Medecine de ces Meffieurs ; après cela comment apeller autrement qu'un *Brigandage* , tant de mauvais fuccès , & la foule
de malheurs qui ont à s'en enfuivre.

Tant de malheurs paroîtroient fupor-
tables ce femble en ce qu'ils n'interrefferoient que les malades fans rien prendre
fur le fond de la Medecine. Mais la
contagion de la nouvelle pratique gagnant

tous

tous les jours & débauchant les efprits
des Medecins , la Medecine elle-même
va fe trouver dégradée & dégénérée en
empirifme. Car c'eft à la chymie que
dès aujourd'hui elle fe livre , par la confiance aveugle , & le crédit fans bornes
qu'elle donne aux drogues chymiques.
Or de la chymie à l'empirifme , l'efpace
où la diftance n'eft pas grande , furtout
quand c'eft à la chymie de *Paracelfe* ,
le plus infenfé fur la vertu des fourneaux
chymiques , ou fur celle des *fecrets* qui
fortent de leurs feux ; & c'eft la chymie
d'aujourd'hui qui fait par les drogues de
fon invention ou de fa boutique les dé-
lices de la nouvelle pratique. Car ce n'eft
pas même une imputation qui foit comme de ftile , ou que la malignité fug-
gére à la Medecine contre les Chymiftes , puifque *Vanhelmont* qui ne manquoit ni de fens , ni de génie pour les
fçiences , reconnoit lui-même , que fa
Medecine confiftoit en fecrets , & il
avouoit de leur avoir donné toute créance , depuis qu'il avoit vû des paifants ,
gens ignares & fans lettres , guérir des
maladies les plus terribles avec trois petites potions. Ne fera-ce donc point pour
l'avenir une pepiniere d'empiriques ou
de guériffeurs , que la Medecine qui fe fera
for-

formée fur la nouvelle pratique. Eſt-il donc inconvénient plus formidable pour l'honneur & la fureté de la profeſſion, que de la voir ainſi proſtituée à une forte, foi-diſante, de Medecine, qui fait des avanturiers de ſes diſciples, tant que par la legereté de leur jeuneſſe, ils ſuivent ſes manieres ? mais de ces mêmes diſciples (lors que par l'âge, qui mûrit leurs eſprits, ils viennent à reconnoître les fautes qu'ils ont faites fur les malades) ſe font des pénitens, à qui reſte toute l'amertume de la repentance devant Dieu & devant les hommes. Car c'eſt l'humble & le ſincére aveu d'un ſçavant praticien de nos jours, autant verſé dans la cure des plus grandes maladies, qu'éclairé dans toutes les connoiſſances des modernes. Voici les termes de ſa confeſſion publique : *Cujus (Helmontii) methodo nos primâ juventute utentes, oppoſitos nos eſſe expertos, ac experiri per alios etiam fatemur, cum ſummo ægri periculo, noſtrâque haud minimâ pœnâ.*

Ce ſera donc un mal conſommé pour la Medecine elle-même, ſans une pareille reſſource de repentence, par laquelle des fauteurs de la nouvelle pratique ne voulant pas mourir dans le péché

Verna.
De phlebotom.
p. 2. p.
132.

de

de prévarication en Medecine , se dé-
prendront de la paffion pour la chymie ,
& reviendront à la vraie Medecine. A
faute donc de ce retour de réfipiffence ,
il faudra faire à la Medecine ce qui fe
fit au *foye* à l'arrivée de la circulation
découverte par *Harvée* ; ce furent les
obféques ou les funérailles (a) de ce vifcére , parce qu'on le trouvoit dégradé
ou déchû du principal de fes droits dans
les fonctions de l'œconomie animale :
Ils furent révandiqués alors par un fameux Anatomifte ; (b) mais on lui fit
voir l'impoffibilité de le reffufciter en
le retirant du tombeau où l'avoit mis
un autre Anatomifte. (c) Ce n'eft donc
rien moins qu'une mort parfaite pour la
Medecine , que de la voir subjuguée par
la chymie de Paracelfe , ou pour mieux
dire par la paffion dominante des remé-
dès chymiques. En effet l'ordre , la
méthode ou l'obfervation des régles ,
étant comme l'ame & la vie de la vraie
Medecine , c'eft pour elle une mort que
de la voir dégradée de cette fageffe ,
dont même jufqu'au fouvenir , il ne
fera plus fait de mention , dès que la
confiance donnée toute entiere , & fáns
retour à la vertu des fecrets de la chymie , il ne faudra que fçavoir les noms
de

[a] *Bar-*
tholin.
Differt.
anat. de
hepate
defunc-
to. Ref-
ponfio
de diffi-
cili he-
patis re-
furectio-
ne.
[b] *Bil-*
fius. E-
pift. dif-
fert. quâ
verus
hepatis ,
&c.
[c] *Bar-*
tholin.

de quelques-unes de ces drogues fameu-
ſes, pour s'autoriſer dans le monde &
s'y ériger en guériſſeur ; ne ſeroit-ce
donc pas ainſi que la Medecine deviendroit enſévelie & miſe au tombeau par
la chymie paracelſique de la nouvelle
pratique ? Et ſur ce pied trouverez-
vous, Mr. qu'un tel malheur reſſemble
mal à l'effet du *Brigandage* dont on
l'accuſe ? Ce n'eſt pas même une exa-
gération que cette mort ou cet enſéve-
liſſement de la vraie Medecine, par la
chymie rendue ſa dominante, puiſqu'il
eſt évident que par la métamorphoſe qui
transformeroit la chymie en Medecine,
celle-ci ne ſeroit plus qu'un art ſans art,
une ſcience ſans principes, une prétendue
diſcipline ſans ordre, ſans régle, ſans
ſubordination ; enfin un vrai *Brigandage*,
où il ne faut que de la hardieſſe, ou de
la témérité, ſans inquiétude ſur les ſuccès. Voilà, Mr. juſqu'où réduit la Medecine, la fureur des drogues chymiques,
comme le *Kermès*, le *Lilium*, l'*Emétique* apliqués ſans diſtinction à toutes ſortes de maladies. Peut-on aimer ſon devoir en Medecine, ſans gémir ſur les
ſuites des déſordres publics que cauſent & cauſeront les entrepriſes de la
nouvelle pratique ?

Les

Les morts que cauferoit la chymie feroient moins formidables, fi les réfurrections que les Chymiftes promettent en faifant revivre de leurs cendres les mixtes qu'ils détruifent, laiffoient quelque chofe à efpérer. Car *Paracelfe* dans fes anthoufiafmes chymiques, n'a-t-il pas eu la folle imagination de pouvoir révivifier les corps des animaux, & en particulier celui des hommes, fans craindre d'avancer qu'il feroit reffortir un homme de fes cendres ? (*homunculus Paracelfi*) mais l'on fçait que les plus habiles Chymiftes fe moquent de ces vanités de l'art *fpagirique*, jufqu'à mettre ces prétentions infenfées parmi les *non êtres* des Chymiftes. *Multi chymicorum libri, multa vana jactitant .... mercurium vivum è vegetabilibus, homunculum Paracelfi, &c. At .... horum tranfmutationem non entibus adnumerarunt Rolfincius & Udenius, &c.* Ainfi donc nulle réfurrection de la Medecine ne fortiroit des mains de la chymie. Mais ce qui eft de plus férieux là-deffus, Mr. c'eft que la Chymie ne pouroit même aucunement la relever quand elle l'auroit une fois éteinte ou abatue.

Seroit-ce donc que la chymie feroit un art inutile ? non certe ; mais c'eft

un

Conf.
pectus
chymiæ,
p. 46.

un art plus méchanique ou manuel, que
fcientifique ; un métier plûtôt qu'une
fcience , puifque la main où l'action des
doigts & du feu ont plus de part dans
fes œuvres que l'efprit , le raifonnement
ou la méditation ; & qu'il doit plus au
hazard, qu'à la penfée ou à l'action de
l'artifte. En effet , ne lui eft-il pas fouvent arrivé de trouver dans fes vaiffeaux
diftillatoires, dans fes *cornues* , fes *cucur-
bites* , fes *matrats* , fes *creufets* , &c.
toutes productions inattendues & aufquelles il ne penfoit pas. Et ne fut-ce
point originairement par ces fortes de
hazards que fortirent des vaiffeaux des
Chymiftes, les *cryftaux* , les *diamants* ,
les *perles*, comme on les apelle, à caufe
de leurs reffemblances avec ces précieu-
fes productions de la nature ? Il faut
donc convenir au contraire , qu'il eft
peu d'art qui ait fervi à plufieurs de
ceux qui font les plus utiles ou les plus
commodes à la vie. Car dequel fecours
n'a pas été la chymie à la peinture , à
l'orféverie, aux émailleurs, à la verrerie,
à la teinture , à la boulangerie , la braf-
ferie , & tant d'autres arts , qui ne doivent ce qu'ils ont de meilleur dans leurs
opérations, qu'à la chymie qui les a ou
inventées, ou perfectionnées ? Le mer-

L

veil-

veilleux même de la *magie naturelle*, qui a donné occasion à tant de soupçons, de preftiges, de forcelleries, ou d'œuvres du Démon, s'eft trouvé uniquement l'effet des fecrettes opérations chymiques, & non d'opérations magiques. Tant de fecours donc que la chymie donne à tant de profeffions méchaniques répondent bien manifeftement & autentiquement de fon utilité. Mais ces profeffions font des métiers fur lefquels la chymie a tant d'empire. *Plurimæ igitur artes mechanicæ, aut multum debent chymiæ, aut chymico actu potiffimùm abfolvuntur.* De-là fe font formés par la chymie, plus d'artifants que de philofophes, *vix ulla ars eft quæ plures fimulque rudiores fectatores habet quàm chymia.* Et la peuplade de tant de faux Chymiftes ne s'eft multipliée que depuis qu'on s'eft laiffé emporter à la réputation de *Paracelfe*, & féduire aux forfanteries de fes merveilleux *Arcanes. Imprimis hæc peftis invaluit poft Paracelfi famam, de mirificis arcanis diffeminatam.* Cette remarque devient-elle d'un bon préfage pour les donneurs de *Kermés*, de *Lilium*, &c. toutes drogues *paracelfiques*, parce qu'elles font originairement de fa boutique, étant venues

par

Conf-
pectus
chymir,
p. 10.

Ibid. p.
28.

Ibid.

par tradition jufqu'à nous, par les mains
ou les écrits de fes difciples : Car quoiqu'il foit certain que les fecrets les plus
merveilleux de la chymie ne viennent
pas tous directement de *Paracelfe*, il
n'en eft pas qui ne foient des œuvres de
fes *Adeptes*, ou éleves, finon des imi-
tations de fes prétendus arcanes, *Memo-*
rabile eft. . . . *plura tentamina & pro-*
ceffus (chymicos) ex vetuftiore traditione
innotuiffe, multa verò ex tribus autori-
bus (Lullio, Bafilio Valentino, & Ifaco
Rollando) defumpta, aut imitatione qua-
dam expreffa fuiffe.

Mais la condition ou l'état de la chy-
mis eft-il le même par raport à tout ce
qui eft véritablement fcience ? tant s'en
faut, furtout eu égard à celles qui
préludent à l'étude de la Medecine, ou
qui en font la perfection. Car à commencer par la *phyfique*, cette fource fé-
conde, ou ce riche fond des connoiffances qui conduifent à celles de la nature, qui fait l'objet de la Medecine ;
la chymie fe trouve tant *difparate* ou fi
diffemblable avec elle, que leurs notions
réciproques font diamétralement opofées.
En effet la *phyfique* étudie ou confidére
les corps dans leur entier, ou non divi-
fés dans leurs parties ; mais tous com-

Ibid. p. 47.

L 2 pofés

posés & subsistants dans toutes les proportions, les régles & les dimensions
propres à leur composition. Dans cet
état elle en examine les mouvemens, ou
les *tendances* à se mouvoir, que la nature a mises dans ses parties organiques
intégrantes, non divisées ni résoutes dans
leurs principes : La chymie au contraire
n'examine les corps ou les mixtes, qu'en
les *décomposant* par ses *analyses*, ses *distillations*, ses *fusions*, ses *réverbérations*,
ses *calcinations*, & semblables opérations
désolantes ou destructives du tissu, ou
de l'arrangement naturel des parties qui
composent les corps. La chymie donc
fera-t-elle jamais un bon *Physicien* tel
que celui qui auroit à se faire Medecin?
La *géométrie* & la *méchanique* sont encore de ces sciences qui mettent au fait
des loix naturelles l'esprit d'un Medecin ;
mais ce sont précisément ces loix que
ruinent les feux de la chymie, en dé-
truisant l'ordre, les situations, & l'arrangement des parties, dont le concert
fait l'objet de l'étude d'un esprit Medecin *géomettre*. Après cela un Chymiste
guidé par la puissance & l'efficacité de
ses feux parviendra-t-il à retrouver dans
les corps, ce qui en faisant la véritable
nature, fait le fond de l'objet d'un vé-

rita-

ritable Medecin ? Mais fur ce pied quel
pitoïable *Anatomifte* deviendra-t-il ? lui
qui ne cherche que dans la diffolution
des parties, la connoiffance des corps.
Car l'*Anatomie* y ménage la ftructure de
fes parties, pour en découvrir les véritables pofitions, les attitudes ou les biais
naturels, & les dimenfions propres, pour
enfin difcerner ce qui y fait les forces &
les puiffances qui en remuent les organes, & ce qui y entretient l'égalité ou
la cadence réguliére des mouvemens,
l'ordre & les loix de l'équilibre qui conferve & entretient ces machines. Cependant ce font ces loix de la nature, que
Paracelfe a ofé méprifer, en fe mettant
au-deffus de l'Anatomie, perfuadé que
fes fecrets fupléroient en tout, & parfaitement à ce qui manquoit à la nature
dans l'état dés maladies. Jugez après
cela, Mr. de la belle phyfiologie d'un
Medecin chymifte, qui fe trouve fi
étrangement éloigné de la vraie phyfique & de la connoiffance feule naturelle
du corps humain.

Vous ne le trouverez pas plus entendu ou mieux inftruit des connoiffances
pathologiques, c'eft-à-dire, dans la fcience des caufes des maladies ; car s'étant
accoutumé à les prendre hors du fein

de

de la nature, fe trouvera-t-il en conformité avec elle ? ne fera-ce point un pur hazard fi quelquefois il fe rencontre fur fes voies ou dans fes vûes ? car ce font des proportions à retrouver, des juftef-fes à rétablir, des régularités à remettre, des directions à ramener, des impétuo-fités à rompre ; & à la place de tout cela, ce féront des fels copiés d'après les *analyfes*, ou la *décompofition* des *mix-tes*, qu'un Chymifte viendra les placer. Ce fera dans les *fluides* ou dans le fang ; mais ces falures n'y font guéres que des qualités *poftiches* ou fur-ajoutées, puif-qu'elles ne s'engendrent dans les humeurs, qu'après les dérangements ou les pro-portions perdues dans leurs diftributions, par le defordre qui s'eft mis en premier dans les puiffances des *folides*. Ainfi donc un Chymifte combat des caufes étran-géres au fang confidéré dans fa *crafe*, ou conftitution naturelle, qui exclut ou qui concentre, jufqu'à les cacher aux analyfes, les *embrions* de tant de forte de fels qu'on lui attribue dans les maladies du corps humain. Car ce n'eft point un préjugé calomnieux, par lequel on infulte ici à la chymie, puifque les plus habiles auffi fages qu'éclairés en chy-mie, conviennent que les fels imaginés

dans

dans la plûpart des maladies, même chroniques, ne font que les effets de l'imagination des Chymiftes échauffés par d'autres feux que celui de la chaleur naturelle. De tout ceci donc l'on doit comprendre combien la chymie éloigne les
efprits des idées de la vraie Medecine ;
puifqu'elle en eft elle-même fi étrangement éloignée ; & combien peu il feroit
poffible que la Medecine fe relevât, fi
une fois elle fe trouvoit éteinte par les
fumées ou les obfcurités de la chymie,
qui l'auroit fubjuguée par l'attrait trom-
peur de drogues auffi menfongéres que
le *Kermés.* Ce ne feroit pas même une
feule mort qu'elle attireroit fur la Medecine ; car en faifant perdre aux Medecins le goût de la phyfique, de l'a-
natomie & de femblables fciences qui
fourniffent à la Medecine fa pâture ou
fes lumieres, ce feroit la confirmer dans
une autre mort, puifque c'eft tuer que
de ne pas nourrir. *Quos non pavifti,*
occidifti.

Auffi, Mr. eft-il remarquable que
tandis qu'il n'y a point de fcience qui
n'ait fait des Medecins ; (car fans en
excepter la *Théologie,* qui a eu de grands
Medecins dans les *Apôtres,* les *Papes,*
les *Peres de l'Eglife,* les *Evêques* &
les

les *Saints* ; les *Belles-Lettres*, l'*Aftrono-mie*, le *Droit*, tous les *beaux Arts*, comme l'*Architecture*, la *Peinture*, la *Geométrie* ont donné d'illuftres perfonnages à la Medecine) la chymie comme telle n'a depuis *Paracelfe* jufqu'au tems où nous fommes, donné ni fait aucun bon Medecin.

Je me perfuade, Mr. qu'inftruit comme vous l'êtes de mes fentimens, vous ne laifferez prendre le change à perfonne fur ma propofition ; car aparemment voudrez-vous bien faire entendre, à qui en douteroit, que ce n'eft point ici prétendre, qu'aucun grand Médecin depuis *Paracelfe*, ne fe feroit aidé de la chymie. Ce feroit même une prétention infenfée, puifqu'au contraire tout ce qu'il y a eu de grands Medecins a adopté (fur tout depuis les réfléxions par lefqu'elles *Sennert* (ce fçavant Médecin) a concilié la chymie avec la Medecine) ce que la chymie a enfanté d'utile en remédes, & même pour le raifonnement, qui s'eft apuié d'excellentes obfervations chymiques. Le fens donc de cette propofition doit s'entendre, comme il eft vrai en effet, de ce qu'aucun Chymifte, fé renfermant dans les *anthoufiafmes* de l'art *fpagirique*, au mé-

pris

pris de toute connoiſſance de l'ancienne
Medecine, quil a toujours décriée &
abandonnée, ne s'eſt rendu auſſi malheureux que dangereux *empirique.* La
mort prématurée de *Paracelſe*, qui s'é-
toit promis de tant longues années, des
merveilleuſes vertus de ſes *arcanes*, en
eſt une premiere preuve ; & en conſéquence les mauvais ſuccès de tout Chymiſte livré à ſa préſomption, & à ſes
drogues multipliant le nombre de ces
malheureux ſoi-diſant Medecins, ont
multiplié par tout païs & dans tout le
monde, des milliers d'auſſi funeſtes éve-
nements. Mais ce qui acheve cette preuve
& qui la fait paſſer en démonſtration,
c'eſt que dans tous les tems aucun Chymiſte déclaré par étude & par état, ou
par profeſſion, ne s'eſt donné à la pratique en ſe faiſant Medecin, qu'il ne
ſe ſoit formé à l'exercice de cette profeſſion ſur les régles & la méthode de
l'ancienne Medecine. Or rien prouve-
t-il mieux que la chymie reconnoit que
par elle-même, elle ne ſçauroit faire de
véritables Medecins ? Et pourquoi ne le
peut-elle, ſinon parce qu'elle manque
dés principes, des lumiéres ou des moiens
de s'inſtruire, ni foi, ni les autres dés
loix de la vraie Medecine. Et en effet,

com-

comment s'y prendroit-elle pour dreſſer
un Medecin à la *ſemeiotique*, par exemple, c'eſt-à-dire à la ſcience du *dia-*
gnoſtic & du *prognoſtic*, d'où ſe prend
le point de vûe qu'un praticien doit acquerir dans toutes les maladies? Ses feux
tout puiſſants que les croit la chymie,
ni tous ſes fourneaux qui enfantent tant
de prodiges, ne lui fourniſſent rien pour
cela. Auſſi eſt-ce par cet endroit qu'é-
chouent en Medecine, ceux qui y entrent en demeurant attachés à la chymie
toute ſeule; car ils ſont ſi étrangement
ignorants à tous ces égards, qu'ils con-
fondent toutes les maladies, parce qu'ils
croient qu'ils n'y faut que des *panacées*,
ou des remédes univerſels, qui ſervent
à toute main dans quelque maladie que
ce ſoit, ſans égard ni pour les ſexes,
ni pour les païs, ni pour les âges. Cela
ne ſuffiroit-il pas, Mr. pour convaincre
les plus prévenus, que rien n'eſt plus
propre pour perdre la Medecine que la
chymie, quand elle ſe ſubſtitue pour la
prétendue *ſpécifique* vertu de ſes remédes qu'elle s'attribue, à toute connoiſſance & à toute méthode de Medecine.

Il ſembleroit qu'un Chymiſte auroit
quelque avantage ſpécial pour entrer dans
les cauſes des maladies, parce que ces
cauſes

causes n'étant, dit-on, que des vices dans le sang & dans les humeurs, l'*aigre* ou l'*acide* auquel inclinent si fort les liqueurs, paroissent devenir les causes ordinaires de la plûpart des maux. Mais ici est l'écueil ordinaire à la chymie, laquelle jugeant du sang & de ses sucs par la nature des liqueurs ordinaires sur lesquelles elle fait ses observations & ses expériences, elle conclut de ce qu'elle voit arriver dans ses vaisseaux aux liqueurs qu'elle y met, que la même chose arrive dans le sang. Mais elle devient aussi fautive dans ces jugemens, qu'il est faux que le sang ressemble à aucune des liqueurs ordinaires. Car c'est un fluide unique dans son espéce, dont les altérations doivent se prendre en premier d'ailleurs que de l'*acide* ou de l'*aigre*. C'est donc une connoissance que celle de la *pathologie*, qui est au-dessus de la science ou des notions de la chymie, le seul *mechanisme*, comme il a été expliqué ailleurs, donne à connoître les causes véritables des maladies, & c'est le droit ou l'apanage de la Medecine formée sur les loix de la *géometrie* naturelle, instituée par le Créateur pour la conservation de la santé.

La chymie sera-t-elle plus habile en
fait

fait de remédes ? la préfomption de fes Auteurs le penfe ainfi : Mais leur trop de crédulité pour les fecrets les a fi fouvent dupés, que leurs livres fe trouvent jonchés de préparations pompeufes, qui furent dans leur tems aufli hautement célébrées que le *Kermés* l'eft aujourd'hui, & cependant elles fe trouvent fi parfaitement enfévelies dans l'oubli, que leurs noms même devenus inconnus dans le monde Medecin, ne fe font confervés que dans les livres des Chymiftes, monuments réels & autentiques de leur mépris. C'eft encore à raifon de l'ignorance où font les Chymiftes chymiques fur la connoiffance de l'œconomie animale, que leur eft ôtée celles des *indications*, l'ame cependant de la Medecine, pour l'emploi non hazardé des remédes. Car fut-ce des prodiges en vertus fpécifiques, ou ils échoueront chez les malades à la honte de ceux qui les donnent, ou ils augmenteront la maladie au grand malheur des malades. Ce font donc les loix de la méthode prifes dans la Medecine, lefquelles donnant de la jufteffe aux meilleurs remédes, en procurent la bonne réuffite. Et voilà, Mr. fi vous voulez bien en convenir, ce qui fait le malheur de la nouvelle pratique,

la-

laquelle donnant aveuglément fa confiance à deux ou trois drogues chymiques,
(dignes provins de la fouche *Paracel-
fique*) fans s'occuper ni de régles, ni
de méthode dans l'adminiftration des
remédes, expofe la Medecine à fa ruine
totale. En conféquence de tous (ces manquements propres à la chymie, poura-
t-elle devenir un art d'obfervations, tel
que l'eft la véritable Medecine, iffue
d'*Hippocrate*, dépofitaire des heureux
fuccès des remédes, quand la fageffe en
a guidé l'ufage ? Aveuglée au contraire
autant qu'elle l'eft fur les caufes véritables de la fanté & de la vie, poura-t-elle
autre chofe que rendre mauvais compte
à la poftérité des remédes, que fa témérité lui aura fait hazarder ? Ce fera
donc perdue ou anéantie la fcience des
obfervations en maladies, ce glorieux
monument de la fageffe de l'ancienne
Medecine, qui fait tant d'honneur à la
Medecine d'*Hippocrate*, & toute la fureté de la profeffion dans les mains de
ceux qui fuivent fes maximes, fes manieres & fes régles de pratique. C'eft à
la vérité furquoi les Chymiftes ne craignent point d'égaler leur art à la fcience de la Medecine, parce qu'ils inter-
prétent le mieux qu'ils peuvent en leur
M   faveur,

faveur quelques mots , plûtôt que des textes de ce Prince de la Medecine ; (car ils affectent de s'en dire les difci- ples) : mais téméraires en tout , ils le font jufqu'à attribuer au langage d'*Hip- pocrate* , ce qui ne fut jamais dans fa maniere de penfer ou d'agir en Medeci- ne. Car l'abus que l'on fait dans leur philofophie de quelqu'un de fes termes eft manifefte , en les comparant avec fa pratique qui fe montre au naturel dans les livres qui font conftamment de lui. Au furplus quelques termes comme d'*a- mer* , de *falé* &c. qui font ceux de tout langage , ne convainqueront perfonne d'équitable & de fenfé , que des expref- fions qui peuvent échaper à tout le mon- de , parce qu'elles ne font pas en propre à une fcience , la défignent ou la defi- niffent , à la premiere & unique mention qu'en fait un Auteur , qui n'agit pas en conféquence ; & qui au contraire s'ex- prime en ce qu'il écrit de fes manieres d'agir en termes opofés à ce qu'on lui fait penfer à l'occafion de quelques mots détachés & mis hors de leur vrai fens.

Apliquant en détail ou en particulier toutes ces reflexions à l'état de la Me- decine , l'on fe trouvera convaincu , que la chymie laiffée à elle feule n'a fait que

des

des empiriques , & qu'elle n'eft devenue
fuportable ou utile à la Medecine , qu'en
s'éclairant de fes lumieres , & fe réglant
par fes loix. C'eft ainfi que *Paracelfe*
& *Libavius* avec leurs *Adeptes* & les
féctaires de leur Ecole , n'ont fait que
des troupes d'*Alchymiftes* , de philofophes
enfumés , & de Medecins charbonniers
qui font devenus le mépris du monde
& l'horreur des gens de lettres en Medecine. *Vanhelmon* venant enfuite , a rabatu quelque chofe de cette férocité chymique ; foit donc qu'il eut moins de
groffiéreté que ces imaginations échau-
fées du feu des fourneaux , foit , comme
il eft vrai , qu'il eut plus délévation dans
l'efprit , ou un peu plus de fineffe dans
fes idées , il s'eft humanifé davantage
avec la Medecine. Car tout ennemi
qu'il étoit de la Medecine des Ecoles ,
lefquelles il a fi fort dénigrées , cependant il fe prêta même à fon principal reméde ; c'eft la faignée , dont il reconnut
l'utilité dans quelques occafions. C'eft
donc une chymie que la fienne qui fut
un peu dégroffie ou plus épurée , dans
laquelle plus occupé des efprits qui pré-
fident aux fonctions du corps , qu'au
volume des humeurs , il s'eft plus étudié
à régler l'*Archée* , comme il parle , qu'à

évacuer des ordures. Du moins sa maniere de penser au-dessus des Chymistes
ordinaires a-t-elle rendu cet art plus so-
ciable avec la Medecine ; & dans cet efprit le sçavant *Sennert* a entrepris de les
réconcilier. Cependant la chymie ambi-
tionnant toujours l'empire sur la Medecine, inonda l'*Allemagne* de ces fastueuses
préparations , par les mains ou la suggef-
tion du fameux *Michael* , lequel sans
trop se manifester, fut l'Auteur du gros
ouvrage d'*Hoffman* fur *Schrodere*. Mais
de sçavants Medecins sçûrent dans ces
mêmes tems rabatre des présomptueuses
vertus de toutes ces drogues chymiques ,
pour les réduire en Medecine à leur jufte valeur. Tels furent *Billichius* , *Rolfincius* , sans oublier le sincére *Angelus
Sala* , enfin le célébre *Ludovicus* , qui
voulut délivrer la Medecine & comme
la sarcler d'un fatras de préparations chymiques , ou inutiles , ou dangereuses ;
tant il est vrai que la chymie , comme
une chiendent en Medecine , gagnoit
toujours & sourdement , pour se soumet-
tre la Medecine. L'Auteur si judicieux
& si sincére de la préface qui est à la tête de la derniere édition de *Ludovicus* ,
fait sentir ce désordre, & le sçavant *We-
delius* entrant dans ces vûes , & parti-
culiér

culiérement dans celles de *Rolfincius* , a
donné des bornes à la chymie medecinale.

Indépendamment de toutes ces obfervations qui découvrent la pétulance de
la chymie *droguifte* , la rivale continuelle
de la Medecine , il en eft une qui prouve l'affujettiffement où l'ont mife les
grands Médecins praticiens. C'eft que
fans lui rien ôter de fon prix , ils ont
fait choix , en triant ce qu'elle pouvoit
avoir de bon , & le foumettant en tout
à la méthode & aux loix connues &
autorifées en Medecine depuis *Galien*
jufqu'à ce dernier fiécle. C'eft ainfi que
fe font conduis le célébre *Vuillis* , le
fçavant *Sylvius* de Hollande ; & depuis
eux un Auteur compté parmi les Chymiftes déclarés (c'eft *Poterius*) paroit
s'être ménagé avec le *Galénifme* jufqu'au
point d'en adopter la *pharmacie* , fans
s'éloigner des régles de la même Medecine aufquelles il ajuftoit fes remédes ;
de forte que le célébre & refpectable
Mr. *Hoffman* , n'a pas dédaigné d'illuftrer l'ouvrage de cet obfervateur Chymifte , par d'excellentes notes. C'eft ainfi
que toujours dorénavant la Medecine a tenu la Chymie fous le joug , de forte que
ceux des Sçavants qui la favorifoient le

plus, ont bien plus donné à la Medecine
qu'à la vertu des remédes chymiques.
Témoin la pratique du fçavant *Ettmuller*,
dont les richeffes en obfervations pratiques, font bien plus tirées du fond de
l'ancienne Medecine, & de tous les praticiens galéniftes, que des drogues de la
chymie, dont il paroit en plufieurs endroits de fes ouvrages avoir parfaitement fenti les dangers. Enfin, car un
plus grand détail nous méneroit trop
loin, l'exemple du célébre Mr. *Stalh*
met le comble à toutes ces réflexions ;
car en même tems qu'aucun de nos jours
n'a été plus éclairé en chymie, où il ne
paroit avoir rien ignoré, aucun praticien
n'emploie fi peu de grands remédes chymiques que lui. Ainfi un des plus grands
praticiens de nos jours, & le plus éclairé fur la chymie dans fon cabinet, eft
moins Chymifte que qui que ce foit
chez les malades. Cet exemple juftifie-
t-il la témérité de la nouvelle pratique,
auffi hazardeufe fur les grands remédes
chymiques, que ce fçavant Chymifte
eft réfervé fur leur ufage ? N'eft-ce pas
même voir perdre à la Medecine en peu
d'années entre les mains de ces Meffieurs,
tout le terrain qu'elle avoit gagné pendant l'efpace de deux cens ans fur la
chymie,

chymie ? car il y a ce tems ou environ qu'elle batailloit contre *Paracelfe* & toute la boutique de fes drogues, & voilà qu'aujourd'hui elle fe rend à la difcrétion de *Paracelfe*, ou à celle de deux ou trois remédes de fa *faciende*, dans lefquels on voudroit renfermer toute la Medecine. Car c'eft un parfait abandon qui fe fait de la vraie Medecine dans la nouvelle pratique à l'honneur de la *Chymie*, dont le triomphe lui devient d'autant plus glorieux, que le reméde capital, c'eft la faignée, auquel elle étoit opofée, fe trouve méprifé par l'indiférence où elle tombe dans la Medecine de ces Mrs. En effet quoique ce fut déjà une faute notable, que la liberté qu'on fe donne de réduire à la feule faignée du pied prefque toutes les faignées ; le crime devient manifefte dans le violement de toutes les loix de la méthode, dans la témérité avec laquelle on emploie cette faignée, fans égard ni pour les tems des maladies, ni pour la diverfité de leurs caufes & de leurs fiéges, ni pour la différence des fexes, enfin pêle-mêle, pourvû que ce foit la faignée du pied qui foit ordonnée. Le triomphe que l'on prépare à la chymie eft donc parfait, puifque c'eft mettre à fes pieds la faignée,

que

que de la voir ainſi miſe aux pieds de
tout le monde. Voilà donc, Monſieur,
l'achévement du *Brigandage*, lequel paſſant de la purgation à la ſaignée, l'une &
l'autre également mal menée, renverſe les
arboutants, ou les deux points fonda-
mentaux de toute la Medecine. Le deſordre va même ſi loin qu'il menace de
ſa ruine avec la Medecine toute l'*œconomie animale*, car non-ſeulement toutes
les régles pour la purgation ſont violées
dans la nouvelle pratique, mais encore
la doctrine des *criſes*, des *coctions*, ou
des manieres de les obtenir, & qui pis
eſt, de les eſpérer, y ſont perdues. C'eſt
l'effet du *Kermes*, ou de l'abus des potions *Kerméſinées*, ou des *apozemes*, ou
des *amers* ainſi aſſaiſonnés ; car ce ſont
tous remédes qui tiennent par leur ardeur les parties du ſang trop rarefiées,
trop mobiles ou continuellement agitées,
& par-là éloignées de l'accroiſſement,
ou de la tranquilité, dont les humeurs
ont beſoin pour ſe digerer, ſe meurir,
pour parvenir au degré de *coction* qui
reſtitue ou réhabilite les *ſecrétions*. Et
tout cela eſt encore un avantage, dont
la nouvelle pratique fait hommage à la
chymie aux dépens de la Medecine,
en reconnoiſſant que ces drogues ſont les
maîtreſſes

maîtreſſes des *coctions* , & que les *criſes*
attendues de la nature font des fábles ,
ou des amuſements d'eſprits foibles ou
timides , qui ſe défiant des ſecours qu'ils
emploient attendent leurs reſſources d'u-
ne puiſſance étrangére , ſur laquelle ſeule il leur reſte de ſe repoſer des ſuccès
qu'ils eſpérent. Ainſi , Monſieur , la
nouvelle pratique ne laiſſe rien à deſirer
au triomphe de la chymie ; car tout lui
eſt ſacrifié , ſoit qu'il s'agiſſe de la purgation & de la ſaignée , ſoit qu'il ſoit
queſtion des remédes *altérants* , *digeſtifs* ,
ou *préparatoires* aux *coctions*. Eſt-on
dans cette Medecine plus attentif aux régles du *régime* ou de la diette , qui fit
un reméde principal dans la ſage Medecine ? l'uſage qu'on fait des bouillons
ſucculents , de *gelées* , de *jus de viande*
& de tiſannes médicamenteuſes , ſurtout
quand les convaleſcences (comme il arrive ſouvent dans cette Medecine) ſont
tardives ; tout cela renférme toutes idées
chymiques , qui n'admettent pour bon
en pratique que ce qui échauffé , rani-
me , ou *exale* le ſang : accoutumés
que ſont les Chymiſtes à juger de l'excellence de leurs préparations , par le dé-
velopement des eſprits , ou l'*exaltation*
volatil ſpiritueux ou *ſulphureux* des *mix-*
tes qu'ils travaillent. Au

Au reste, Monsieur, ce n'est pas dans un avenir incertain que l'on voit la chute de la Medecine aux pieds de la chymie ; c'est sous nos yeux & dans un exercice present & actuel d'une medecine, où tout ce qui la constituoit autrefois, est omis, négligé, ou oublié. Et en effet dès qu'on la renferme toute entiere dans deux ou trois remédes chymiques, & dans des potions assaisonnées dans le même goût, & poivrées de *Kermés*, il est parfaitement inutile de consulter ni *Hippocrate*, ni *Galien*, ni les *Grecs* venus depuis, ni les *Arabes*, ni les philosophes Medecins. Leurs maximes sont de trop pour une telle medecine ; tant d'excellentes remarques & observations de pratique, qui étoient venues à la Medecine depuis *Hippocrate* jusqu'à *Harvée*, tout cela est de surrérogation dans la nouvelle pratique. Car la toute-puissance donnée par *Paracelse* aux drogues de sa *faciende*, suplée à tout discernement, surtout dans le *Kermés*, ce Prothée de nos jours, qui sçait se transformer à tout usage, & répondre à toutes les intentions ; comme de faire suer, de faire vomir, de purger, de pousser par les urines, de purifier le sang ; est-il pouvoir plus étendu ? est-il moins

oublié

oublié dans la nouvelle pratique, tout ce que la Medecine a acquis de connoiſſance en Phyſique, en Anatomie, en Géométrie, & en Pratique ? car aperçoit-on quelque marque de reſſouvemir de ce qu'*Harvée*, *Louver* &c. ont apris à la Medecine des régles de la circulation du ſang ? au contraire le *Brigandage* de la ſaignée du pied, qui ne s'y ordonne que par routine, ou par paſſion de s'aſſujettir la nature, laiſſet-il aucun moïen de douter, que ces Meſſieurs ne s'occupent de rien moins que des régles de la circulation du ſang ? car ils lui commandent d'autorité, & ſans raiſon des loix tirées de la nature, d'exécuter les *révulſions* à leur gré. Une autre obſervation faite par les premiers Anatomiſtes modernes, que tout eſt vaiſſeaux dans le corps humain, & qui a été confirmée par tant d'autres célébres Auteurs en ce genre, cette obſervation, dis-je, qui fait le fondement de tant d'autres, occupe-t-elle le moins du monde ces nouveaux praticiens, qui ſans égard pour une machine ſi artiſtement organiſée, ne réglent leur vues que ſur de baſſes & d'indignes idées, de *craſſes*, de *glaires*, & d'humeurs croupiſſantes dans les *premieres voies.* Par le même

V. Gue-
nelon.
Ruyſch,
Bellini,
Keil &c.

me oubli, ils fongent auffi peu aux puiffances qui remuent tout dans nos corps ,
& que Meffieurs *Borelli* , *Bellini* , ont
démontré avec tant de fineffe & d'habileté. C'étoit des objets bien capables
d'arrêter l'attention d'efprits éclairés ,
pour fe conformer aux loix de l'œconomie animale. Mais à tout ceci fu-
pléent le *Kermés* , l'*Emétique* , le *Li-*
lium , les *Amers* ; car avec cet attelage
de remédes , on fe met au-deffus de
toutes les puiffances , qui régiffoient autrefois les fonctions du corps ; mais qui
elles-mêmes font régies par le *Kermés* &
fes fatellites ci-deffus.

Rien donc , Monfieur , prouve-t-il
tant l'apauvriffement ou le dépériffement
où s'eft mife la Medecine de la nouvelle pratique , que l'étonnante exclufion
qu'elle s'eft donnée de tant d'utiles &
de glorieux avantages ? car enfin eut-elle
la paffion la plus violente de fe parer du
verni de la chymie , il lui étoit aifé de
s'en faire moins une maitreffe qu'une
coadjutrice , ou une aide. Car le tems
où commença à s'illuftrer la Medecine
par la célébre découverte de la circulation du fang , à peu-près ce même tems
fut celui où la chymie féroce de *Pa-*
racelfe commença à prendre forme de
difci-

diſcipline, ou à recevoir des loix & des régles qui l'adoptoient parmi les arts utiles à la Medecine. Le ſage *Rolfincius* en fit la réforme en la débarraſſant des préparations faſtueuſes plus qu'utiles des anciens Chymiſtes, par ſon beau traité *de chymia in artem redaĉta*; le ſincére & ſçavant *Bellichius a* réprima la vanité, les menſonges, & les dangers de ces remédes, & il a été apuié par l'excellent traité de Monſieur *Laurent*, *de vero uſu & fero abuſu medicamentorum chymicorum*. *Vuedelius b* enſuite les corrigea & le ſçavant le *Moor* les abandonna ; deſſein qui a été ſuivi dans ces derniers tems par le plus éclairé des Chymiſtes, c'eſt Mr. *Stalh* dans ſa maniere de pratiquer, & en particulier ſur la Pharmacie-Chirurgicale. *c*

Les idées d'une chymie naturelle, ou animale qu'elle pouvoit emprunter des ingénieux traités de Mr. *Duncan*, *d* auroient pû la préſerver de la proſtitution où elle s'eſt abandonnée envers la chymie, ſi elle ſe fût inſtruite des eſſais *e* ſur la chymie naturelle, qu'un ſçavant Anonime a donnée au commencement de ce ſiécle, manquoit elle-même d'exemples & de modéles pour ajuſter la Chymie avec la Medecine ?

N   Silvius

a Para-doxa &c.

b Pharmacia amenitates.

c Pharmacia. chyrurg.

d Chymie naturelle de Duncan.

e Chymiæ naturalis ſpecimen 1707.

Silvius d'Hollande fut certainement un grand Chymiste & très-prévenu en faveur de la Chymie ; mais fût-ce au point de sacrifier le fond de la Medecine à la bonne opinion qu'il avoit d'elle ? son attention à donner des freins à ses remédes prouve bien la défiance qu'ils faut en avoir, s'ils ne sont modérés, comme faisoit cet heureux praticien, ou par de sages *intermédes*, par de justes précautions, ou par le mélange assidu des *calmants*, *narcotiques* même, dans toutes ses *formules*. C'est dans ces vues qu'on le trouve attentif à donner les *volatils*, comme son *volatil huileux*, immédiatement avant quelque nouriture. Par une raison semblable on le trouve mêler par tout dans ses *mixtures* ou semblables remédes, le *vinaigre distillé*, si propre par son acide (vineux cependant & cordial) à brider la férocité des *volatils* ; enfin partout presque associer l'*Opium*, instruit qu'il étoit du soin avec lequel un praticien doit emploier les remédes chymiques. Et encore ne le voit-on pas se livrer sans choix aux drogues chymiques, sur tout à pas une de celles qui tiennent du fanatisme *Paracelsisque*, car il sçait en choisir & les aprivoiser par sa sagesse &

par

par les correctifs qu'il y ajoute. Aussi
avons nous d'un de ses éléves * d'ex-   * D. ikers.
cellentes remarques ou précautions sur la
pratique , où sans se livrer aucunement à
la présomption ou au faste de la folle
chymie , il sçait demeurer Medecin en
profitant des nouvelles découvertes. Ce
fut encore un disciple de *Sylvius* qui
donna dès ce tems-là le dessein d'une
Anatomie pathologique , tirée de la structure des parties , parce que pour la pratique de la Medecine ils avoient d'autres vues que la chymie , surquoi cependant ils avoient tant de lumieres.
Mais autant que l'on a peu répondu aux
vues de ce sçavant Medecin , aussi étrangement la Medecine de la nouvelle pratique a-t-elle abandonné toutes les connoissances de l'anatomie. Car ce ne sont
point les seuls sacrifices , qu'elle a fait
à la chymie dans les pertes qu'elle souffre volontiers pour elle. En effet non-
seulement elle méprise toutes les connoissances qui regardent l'étude des *fluides* ,
pour le réglement des saignées , & de
toutes semblables évacuations artificielles
du sang ; la doctrine des *solides* lui est
devenue aussi indifférente. Cependant ce
fut le fruit des travaux du célébre Mr.
Wuillis , qui le premier depuis la décou-

N. 2.   verte

verte de la circulation du sang, a travaillé plus heureusement sur la *neurologie pratique*, en aprenant l'exacte distribution des nerfs dans tous les viscéres, & en y découvrant la source, les differences & la variété des *affections spasmodiques*; car voilà l'origine de la Medecine des solides, que *Bellini*, *Pircaon*, *Baglivi*, de *Moor*, ont tant illustrée, sans omettre là-dessus les réfléxions justes & sçavantes de *Pachioni*, lequel comme *Baglivi* a donné à concevoir dans la *dure mere*, la raison de tant de communications qui se trouvent entre le cerveau & le genre nerveux. Ces connoissances ont amené les esprits à reconnoître un *équilibre* dans les parties non-seulement du corps, les unes avec les autres, ce qui fait le sujet des excellents ouvrages tout petits qu'ils sont, de *Strom*, & *Tomson*, mais encore entre le corps & l'ame, pour bien comprendre les maladies qui viennent des *passions*; & c'est l'objet du sçavant traité de *Verdries*. Mais toutes ces connoissances sont effacées dans la Medecine de la nouvelle pratique. Et en effet dès qu'il n'y auroit que des humeurs à évacuer, des sérosités à tarir, des amas de crasses à faire sortir du corps; les idées de *spasme* & d'*équili-*
bre

bre deviennent inutiles , parce qu'elles font auffi différentes de celles de la chymie artificielle , que l'ordre, la juftefle, & les proportions font oppofées à celles des troubles , de la violence & des défordres que caufent les remédes chymiques. Tout cela, Mr. ne reffemble-t-il pas de bien près à un *Brigandage* , lequel eft auffi réel dans la nouvelle pratique que toutes les idées vraiment médicinales en font bannies ?

Car en ceci il n'y a rien d'exageré , puifque la paffion pour la chymie a tellement gagné tous les efprits de ces praticiens, que tout devient chymique ou *minéral* dans leurs mains. Ainfi quoique leurs prétendues connoiffances fupérieures regardent fpécialement les *fiévres malignes* & les *petites Veroles* , fur lefquelles ils s'érigeroient prefque en fouverains guériffeurs, ou en arbitres de la nature , les remédes tirés des végétaux , tant fpécifiques fuffent-ils dans ces maladies , font oubliés chez eux pour faire place aux feules drogues *minérales chymiques*. Le *quinquina*, par exemple , a une vertu finguliére dans les fiévres malignes, quand il y eft manié fuivant les obfervations du fçavant praticien , * dont nous tenons un excellent traité fur les

* Mr. *Torti.*

fié-

fiévres *malignes* intermittentes. Mais c'eft
en défendant la *purgation* que ce fage
Medecin emploie le quinquina redoublé
de dofe dans ces maladies ; & en voilà
affez pour l'éloigner du goût de la nouvelle pratique, où tout eft donné à la
purgation. C'eft encore le *quinquina*
que des Medecins * verfés dans la cure
des *petites Veroles*, y emploient fi utilement ; mais les petites Veroles comme
les fiévres malignes , font condamnées
par les nouveaux praticiens au feu des
Chymiftes , ou aux drogues ignées de
la chymie, dont ces maladies ont ordre
de s'accommoder quoiqu'il en arrive aux
malades. Ce n'eft pas jufqu'aux *eaux*
minérales recommendées de tout tems
en Medecine , que ces Mrs. habillent *à*
la chymique. Ici donc comme par tout
ailleurs , fe mettant en droit de réformer
la nature, ils chargent ces eaux de fels ,
où ils dominent autant par les mélanges
de leurs fels fur-ajoutés , qu'ils y font
concentrés ou tempérés , tant qu'on les
laiffe dans les *procédés*, ou *préparations*
de la nature. C'eft donc pour mieux re-
vêtir ces eaux des livrées de la chymie
& des vertus chymiques ; ce ne font
plus de ces eaux douces, tempérées comme celles de *Forges*, de *Spa*, de *Bourbon*,
qui

* *Syden-*
ham.
Morton.

qui font en faveur parmi les nouveaux
praticiens ; ce font les eaux de *Vahls*,
manifeſtement très-differentes des autres
eaux ferrugineuſes au jugement du ſçavant Chymiſte * à qui nous devons la
ſage *Analyſe* des eaux minérales. Ce font
donc, ſuivant l'*Analyſe* de cet Auteur,
des eaux impreignées d'un *vitriol* ſenſible à pluſieurs égards ; ce font pourtant
ces eaux que nos nouveaux praticiens
ſur-chargent de nouveaux ſels, de *Glauber*, d'*Epſon*, de *Polycreſte*, &c. juſqu'à en faire de véritables ſaumures, in-
ſuportables aux eſtomachs des malades :
Et faut-il s'en étonner, puiſque le même Chymiſte * avertit, que les eaux
de *Vahls* dans leur naturel ou priſes à
la ſource, font peſantes à l'eſtomach,
qu'elle ſoulévent juſqu'au point de faire
vomir. Les eaux de *Bourbon*, ſi célébres
pendant tant de ſiécles, parce qu'elles
font impreignées du vrai *nitre* des anciens, font aujourd'hui ainſi négligées
par les nouveaux praticiens, aparemment
parce qu'elles font trop peu ſalées ; &
pour cela ils leur ſubſtituent en bien des
cas, celles de *Balleruc*. Cependant nos
anciens donnoient la préference aux eaux
de *Bourbon* ſur celles de *Vichy*, en cas
de concours, parce que quoique les unes

&

* Du
Clos,

* Du
Clas.

& les autres duſſent leurs vertus à un
ſel *nitreux* naturel, l'étrange difference
de la quantité de ce ſel qui ſurpaſſe
dans les eaux de *Vichy*, celle qui eſt
dans les eaux de *Bourbon*, leur faiſoit
préferer celles-ci à celles de *Vichy*. En
effet toute la réſidence ſéche dans celles
de *Bourbon* eſt $\frac{1}{316}$ du poids de l'eau, au
lieu que dans celles de *Vichy* la concré-
tion ſaline revient à $\frac{1}{176}$, ce qui fait trois
dragmes de ſel ſur quatre livres d'eau.
Cependant ces Mrs. préferent les eaux
de *Balleruc* qui ſont beaucoup plus abon-
dantes en ſel que celle de *Vichy*, puiſque
la réſidence de celle-ci revenant à $\frac{1}{176}$, la
réſidence des eaux de *Balleruc* revient à
un $\frac{1}{128}$. Ajoutez l'étrange difference
qu'il y a entre le vrai nitre qui eſt dans
les eaux de *Bourbon*, & une eſpece de
ſel commun qui eſt dans les eaux de *Balleruc*, & l'on comprend que celles-ci auroient paru formidables à nos anciens
maîtres qui auroient jugé, comme fait
Mr. *Duclos* de qui viennent tous ces
calculs, que celles de *Vichy* ſont plus
propres à baigner, qu'à être priſes en
boiſſon, parce qu'elles contiennent trop
de ſel. Mais il n'en eſt pas de même de

nos

nos nouveaux praticiens, ils aiment le haut goût, jusque dans l'eau qui ne doit en avoir aucun, & le sel ne fait pas peur à leur Medecine. Plut à Dieu que ce fut le sel de la sagesse ! car il répond de la durée & de la stabilité qu'il donne ; mais n'est-ce pas déja en elle un sel affadi, *sal infatuatum*, par l'affoiblissement & le dépérissement qu'elle y aporte ? aussi commence-t-elle à sentir son indigence & son apauvrissement ; & ses clameurs pour l'établissement de nouvelles Académies pratiques, dont elle implore l'assistance en font d'autentiques témoignages. La Medecine, y dit-on, manque de remédes & d'observations, soit pour distinguer ou connoître les maladies, soit pour les guérir. Mais, Mr. le proverbe populaire répondroit que *c'est crier famine auprès d'un tas de bled*, vû l'ample moisson à faire, & qui est répandue sur de semblables materiaux, en tant de célébres ouvrages qui se trouvent en Medecine depuis son origine jusqu'à ces derniers siécles. Les Mrs. de la nouvelle pratique n'ont donc qu'à considérer tout ce qu'ils ont laissé derriere eux de remédes, d'observations, d'exemples & de modéles, & se rendre justice sur l'étude qu'ils ont fait de tous

ces

ces Auteurs, pour en faire le dépouil-
lement au profit de la pratique, avant
que d'ériger la leur, & de prononcer
fur l'état, ou le fond de la Medecine :
Et fur cette feule réfléxion ils convien-
dront, qu'il y avoit bien plus que trois
ou quatre remédes chymiques, tels que
le *Kermés*, le *Tartre emétique*, le *Li-*
lium, le *fel de Glauber*; & que les Auteurs *Botaniques* contiennent auffi bien
d'autres plantes, utiles & médicinales,
que les *amers* en fi petit nombre, dont
tout feuls ils groffiffent la routine de
leurs ordonnances. Eft-il donc équitable
de crier à la paucité des remédes en Medecine, tandis que la terre eft jonchée
de plantes médicinales, & que les Botaniftes en ont tant ramaffé ? n'étoit-ce
point un préalable à emploier avant que
de fonger à de nouvelles Académies,
que de démêler dans ces monuments les
remédes en fi grand nombre, qui renferment les *végétaux* ? Les glorieux travaux que les *Botaniftes* des derniers fiécles, pour la nomenclature des plantes,
pour en diftinguer les genres, les efpeces, les fexes même & les claffes, répondent de ce qu'on auroit pu faire pour
découvrir les vertus des plantes. La nature même de leur inftitution, ou l'intention

tention du Créateur en les donnant au
monde, répondoit furement du fuccès
de ces utiles recherches ; car enfin l'on
eſt par-là affuré que les vertus de guérir les maladies font renfermées dans les
plantes, puiſque Dieu leur a donné cette
fin, & qu'il l'a atteſtée dans les faintes
Ecritures. Voilà ce qui auroit rempli
abondamment les vœux de ces chercheurs
de remédes. Ils auroient même trouvé la
befogne commencée dans ceux des Bota-
niſtes qui ont ramaffé non-feulement en
général les vertus des plantes, mais fpécialement par ceux qui fe font apliqués
à celles qui ont été mifes à quelque u-
fage connu & avoué. *Tragus*, par exemple, a laiffé en ce genre des chofes re-
marquables ; *Simon Pauli* eſt entré dans
les mêmes vûes, & pour le faire plus
court, le fçavant & célébre *Raüis* a ramaffé avec infiniment d'érudition & de
bon fens, tout ce qui eſt répandu fur
les vertus finguliéres des plantes, dans
tous les Auteurs qui l'ont précédé. Après
cela je m'affure de l'aveu qu'auroient
été obligés de faire nos nouveaux praticiens, que la Medecine n'eſt pas defti-
tuée de remédes ; mais que bien des Medecins font deſtitués de l'étude qu'il
faudroit en avoir fait, avant que de fon-

ger

ger à de nouveaux amas, qu'on attendroit des travaux & des foins des nouveaux établiffements de Medecine pratique qui s'établiroient.

Pourquoi d'ailleurs faire l'injuftice à tant de célébres praticiens qui ont obfervé des vertus & des ufages finguliers de certaines plantes ? pourquoi négliger d'en faire la récolte, avant que de fe porter à rechercher de femblables remédes, qui peut-être ne les vaudroient pas, dans de nouvelles obfervations ? C'eft dont un ouvrage tout fait ; à quoi a-t-il tenu que ces Mrs. n'en groffiffent le nombre de ceux qu'ils trouvent leur manquer ? C'étoit même donner leur confiance à des praticiens qui fouvent ont vieilli dans l'exercice de la Medecine, au lieu qu'il devient incertain que ce puiffent être d'anciens Medecins qui fe donnaffent à de nouvelles Académies, que peut-être même ce feroient de jeunes efprits moins exercés que lumineux, qui fe diftingueroient par leur fçavoir & leur beau dire.

La nouvelle pratique fe feroit du moins convaincue par ces études ou ces recherches, que la Medecine bien étudiée fe trouve bien moins dénuée qu'elle ne fe l'imagine. Mais c'étoit un long travail
qui

qui menoit par un long chemin à la
fortune ou aux établiſſements , & ce
chemin ſe trouve abregé en vantant au
public ou des drogues , ou des manieres
nouvelles , ou quelque livret de pratique
avortée , parce qu'il ſera ſorti avant terme d'un trop jeune cerveau. Mais encore
ce qui les a induit en erreur , c'eſt la
paſſion dans les jeunes gens , de ſe diftinguer par des nouvelles manieres de faire
la Medecine. Un célébre praticien * les
a pourtant avertis , qu'une bonne méthode en Medecine abrége bien le nombre
des remédes , & des nouvelles épreuves
de les emploier. Or c'eſt ce qui manque en plein à la nouvelle pratique , que
la méthode dans l'uſage de ſes remédes ,
qui d'ailleurs n'en ſont pas trop ſuſcep-
tibles. Mais quand bien même ces Mrs.
auroient dédaigné de s'humaniſer avec
d'anciens Praticiens , pouroient-ils trouver au-deſſous d'eux , d'étudier la ſtrúc-
ture naturelle des plantes. Un ancien &
célébre Botaniſte * ouvrit le premier ,
il y a long-tems , le deſſein d'anatomiſer
les plantes , en les diſſequant dans leurs
differentes parties , comme ſont leurs
graines , leurs fleurs , leurs feuilles. Mais
cette anatomie perfectionée par Mr.
Grew , l'a été beaucoup plus encore par

* Capi-
vaccini.

* Geſner.

O l'ill'illuftre Mr. *Malpighi* fi refpeĉable à toute la Medecine. Tant d'obfervations curieufes certainement, mais auffi utiles répandent de grands jours fur les vertus des plantes. Car c'eft une omiffion que le célébre Mr. *Ruyfch* (comme on l'a oui-dire) avoit remarquée, que l'on s'étoit trop peu exercé à l'anatomie des plantes, par où l'on auroit pû (difoit-il) avancer beaucoup le progrès de la Medecine, par l'anatomie des animaux. Mais enfin fi c'étoit de la pratique que l'on fut en peine, pour s'abreger de la peine & du tems, étoit-il rien qui pût devenir plus profitable à cet égard, que l'examen des plantes, par les injeĉions de leurs fucs, de leurs décoĉions, & de leurs préparations dans les vaiffeaux des animaux ? ce travail a été propofé par un fçavant Médecih * & pratiqué par le fçavant Mr. *Wapfer* dans fon excellent traiĵé fur la *cigüe*, où fe trouve un fi grand nombre d'utiles obfervations en ce genre. Mr. *Freind* en a donné auffi quelques-unes dans fon *Emmehalogie*, & *Linder* dans fon curieux traité fur les poifons. Toutes ces manières de connoître les vertus des plantes, étoient certes infiniment au-deffus des *analyfes chimiques*, auffi s'en eft-on dégoûté, tant elles

* Majo-
de infu-
foria,
&c.

elles ménent à peu de chofe. Mais la nouvelle pratique laiffant derriere elle toutes ces manieres de connoître & d'acquerir des remédes, a trouvé plûtôt fait de fe perfuader que la foi aveugle à la chimie fupléoit à tout.

Au refte, Mr. ces réfléxions ne doivent paroître offençantes à qui que ce foit qui prenne parti pour la nouvelle pratique, ou pour fes fauteurs, les befoins ou les manquements de la Medecine en général, ont été fentis par de fçavants Medecins qui fe font occupés de la réformation ou du progrès de la pratique. Mr. *Biglivi* traite des chofes qui font à defirer pour la perfection de la Medecine, & un fçavant (a) d'Allemagne dans une lettre (qui eft un beau traité) à un autre fçavant (b) en Medecine, lui expofe avec beaucoup de lumiere & de bon fens, tout ce qu'il trouve à dire ou à ajouter à la Medecine, fans faire difficulté de donner à fon livre le titre, des chofes qui manquent à cet art, *defiderata in medicinâ.* C'eft donc dans ces vûes que la revue de tous les Auteurs, a paru abfolument néceffaire, pour en recueillant ce qui en échape à nos connoiffances, parvenir à la perfection de la pratique. Auffi fut-ce

[a] *Furftenau.*

[b] *Almelovéen.*

la penſée de Mr. *Baglivi* en propoſant le projet d'établir des Académies. Mais dans quel détail n'auroit-il pas voulu que l'on fut deſcendu pour l'execution de ce grand deſſein ? Je ne ſçai même ſi les fauteurs de la nouvelle pratique auroient voulu prendre part dans le partage d'études propoſé par Mr. *Baglivi*, avec tout le bon ſens que l'on connoit dans ce ſçavant Medecin. Car outre que la dépenſe qu'il inſinue, peut faire toute ſeule tomber un tel projet, la patience & le tems qu'il faudroit donner pour l'exécuter, pouroit auſſi faire perdre le goût des nouvelles Académies aux Mrs. de la nouvelle pratique, qui paroiſſent occupés d'autres ſoins que de feuilleter des livres, & de méditer ſur la Medecine enfermés dans leurs cabinets. Et en effet l'amour du pavé de *Paris* & des avantages qui en reviennent, ne s'accordent point trop avec le ſilence & la retraite de l'étude, qui n'eſt ni auſſi ſatisfaiſante, ni auſſi fructueuſe. Ainſi donc l'on eſt autoriſé à expoſer à ces Mrs. ſans vouloir les choquer, la néceſſité où ils n'auroient été de ne prononcer ſur le manque de remédes en Medecine, qu'après s'en être convaincus par l'examen de tous les Auteurs qui

les

les ont précédés , fur ce qu'ils n'y auroient trouvé rien qui valut le *Kermés* ,
le *Tartre Emétique* , le *Lilium* , les *A-
miers* , & la faignée du pied ; car fur
cela tout feul , ils ont fait pofer toute la
nouvelle pratique.

Cependant auroient-ils pû s'aveugler
& leurs adhérants , s'ils s'étoient donné
la peine de confulter les anciens receuils
de remédes , jufqu'à ceux de ces derniers tems , où ils auroient vû la foule
immenfe qui s'y en trouve ? car fans
parler de tous ceux qui font dans *Galien*
& dans les Medecins fes contemporains ;
puis les *Grecs* , les *Arabes* comme *Avi-
cénes* , *Phafes* , *Mefue* ; le feul receuil de
Scribonius Largus eft un bon témoin de la
multitude de remédes qui étoient connus
dans l'ufage de la Medecine , dès il y a
deux mil ans. Les *Antidotaires* , les *Dif-
penfaires* de *Weker* , de *Myrepf* , de *Præ-
pofit* , les Pharmacies , & autres femblables ouvrages , ou féparément publiés ,
ou renfermés dans des compilations , ou
des corps de Medecine , étoient-ils des
ouvrages indifférents à ceux qui cherchent des remédes ? fur tout le difpen-
faire de *Fernel* , le plus eftimé , ne pou-
voit-il pas attirer l'attention des Medecins qui tiennent peut-être à l'Ecole de
Paris?

V. *Cor-
ring.* in
intro-
duc.
p. 376.

Paris ? les mêmes auroient-ils dû encore manquer d'égards particuliers pour le *Codex* de la Faculté , lequel nonobſtant ſa briéveté, a fait l'admiration des étrangers. *Medici Pariſienſes exiguum quidem, ſed tam limato judicio confeЯum diſpenſatorium evulgarunt , ut ſatis mirari nequeamus.* Mais c'étoit des remédes chymiques, dont l'on étoit engoué dans la nouvelle pratique (qui eſt ſi étrangement ſortie du goût de la Medecine de la Faculté de Paris) & auſquels on vouloit donner crédit dans le monde. Or ſur cela même ces Meſſieurs pouvoient ſe ſervir à leur goût , tant ils avoient à choiſir , & ſur tant de choſes, s'ils euſſent voulu feuilleter les Chymiſtes , car depuis *Paracelſe* juſqu'à *Tilingius* dans ſa chymie medecinale (*Chimiatria*) ils ont inondé la Medecine de remédes chymiques , pour toutes les maladies , en toute ſorte de conſtitution , de tempérament , d'âges & de ſexes , deſquels on publie des merveilles. Conſidérant de plus la multitude des Chymiſtes célébres qui ont écrit dans ces intervales de tems , & encore depuis *Til ngius* , étoit-ce moins que des arſenaux qu'ils ouvroient de milles drogues , plus préconiſées les unes que les autres ? tels furent *Crollius,*

à *Mynfich*, *Hartman*, *Quercetan*, &c.
Que fi l'on vouloit des recueils de femblables drogues , *Scrodere* expliqué par
Hoffman pouvoit tout feul fatisfaire les
plus difficiles ; mais encore en même
tems fe répandirent alors par tout le
monde Medecin les remédes du célébre
Docteur Michael , qui paffoit même
pour avoir eu grande part à ce grand ouvrage de *Scroder* ; & de l'école de ce célébre Maître fortirent des effeins de chymiftes fi fameux par toute l'Allemagne ,
& qui font devenus les peres aux autres ,
c'eft-à-dire à ceux qui ont parus depuis.
De-là fur tout font venus les fameux
Rolfincius , *Ettmuller* , *Margrave* ,
Pfhnius, *Ludovici* , *Vuedelius* ; enfin de
toutes ces fources font fortis les meilleurs
ouvrages chymiques , comme *acta Ley-
denfia* , *chymia rationalis* , *Jungken chymia experimentalis* ; tous utiles recueils
qui nous ont confervé un choix & comme la fleur des remédes chymiques les
plus autorifés par les maîtres de l'art.
Auffi fut-ce le nom que *Grulingius* donna à fon gros ouvrage *florilegium medicamentorum chymicorum*. Sur tout cela
donc l'étonnement prend , en voiant
Meffieurs de la nouvelle pratique oublier tant de médicaments chymiques ,

pour

pour fe borner à trois ou quatre drogues ramaffées, qui n'eurent jamais en chymie la réputation de toutes les préparations raportées dans ces recueils. Que penfer donc d'une chymie comme la leur, qui nous vient recueillir le *Lilium de Paracelfe*, qui étoit tombé, pour ainfi dire, dans la pouffiére? pourquoi fe fixer uniquement au *Tartre Emetique*, qui ne fut point dans une telle préférence parmi les grands Auteurs Chymiftes? & pourquoi au mépris des gens fçavants dans l'art, qui relévent merveilleufement tant de *fouffres*, de *teintures* & de *poudres*, s'humilier au point d'adopter de la main d'un *Frere Chartreux*, le *Kermes mineral*, pour l'idolâtrer? En effet, quel relief, ou quelle autorité peut contribuer à une drogue nouvelle & chymique, un Moine qui ne peut tirer de vraie gloire ou d'honneur légitime que de l'obfcurité de fon Cloître, dans la retraite & le filence de la piété? du moins une préparation naiffante, mais fortie des mains de quelcélébre Chymifte, auroit paru dans le monde avec décence, revétue du moins d'un titre honorable qui auroit pû l'accréditer avec quelque aparence de fondement. Mais enfin fi c'étoit du *Kermés*

dont

dont l'on voulut abfolument, préférablement, & aveuglément. s'amouracher ,
pourquoi ne l'avoir pas pris , ce *Ker-*
més fi chéri, de la main d'un homme
fage , célébre , & habilement verfé en
chymie, puifque comme on l'a déja remarqué, il fe trouve parmi les préparations de l'antimoine de Mr. *Lemeri* le
pere ? ce n'eft point que par lui-même ,
il en devint meilleur pour la Medecine ;
mais du moins le nom d'un fi célébre
Auteur lui auroit-il fervi d'une attache
honorable , avec laquelle il auroit pû fe
montrer plus décemment en Medecine ;
mais la pauvre Medecine ! c'étoit dans
le froc d'un Frere-Moine où elle étoit
tombée , qu'elle devoit fouffrir cette hu-
miliation , puifque c'eft par les mains
d'un *Frere Chartreux* , que le *Kermés*
(dit en conféquence la *poudre des Char-*
treux) lui vient originairement d'un
Officier d'armée , & par celui-ci d'un
Valet-de-Chambre. Belle *cafcade* , d'où
l'on fait tomber (non du Ciel d'où de-
vroient defcendre les bénédictions des
Moines) une drogue chymique dans
des mains de Medecins ! quel defordre ! quel *Brigandage* ! car n'eft-ce
pas voir tout au pillage dans l'exercice
de la Medecine du goût de la nouvelle
prati-

pratique, où tout est recevable dès que
la chymie le produit, ou apose son
sçeau, seroit-ce que l'on peut dire des
remédes chymiques, ce qui a été écrit
des mauvais livres ? que comme il n'est
pas de si mauvais livres, qu'il ne se
trouve des Marchands pour les vendre,
& des sots pour les lire, de même il ne
seroit point de remédes chymiques, tels
qu'ils soient, qui ne trouvent quelque
ignorant, comme un *Frere Chartreux*,
pour les adopter, & des adulateurs de
la chymie pour les défendre & les idolâtrer.

C'est donc un faux prétexte que celui de manque ou de la paucité de remédes, sous lequel on a pris, & peut-
être fait prendre aux autres l'échange
pour persuader du besoin d'ériger des
nouvelles Académies pratiques. Est-il
plus vrai, ou moins prétexté, que la
Medecine soit dépourvue des observations nécessaires, pour traiter & guérir
les maladies, parce qu'elle manqueroit
d'observations pour les connoître & les
distinguer ? mais c'est précisément dis-
puter à la Medecine ce qu'elle a comme
en propre, de plus acquis & de mieux
établi, car tout cela est renfermé dans
la bonne méthode de guérir, & c'est

de

de quoi elle s'eſt autoriſée dans tous les tems. Car ſes ſoins ont toujours été conſtamment de ſe donner un ordre dans l'uſage des remédes, dans leurs arrange-ments, & dans toute leur adminiſtration, pour ne ſe les permettre que dans les tems, dans les occaſions, ſuivant le nombre, ou la réitération, qu'il con-vient de les pratiquer ; & ſur tout cela, Monſieur, paroit la confuſion dégénérée en *Brigandage* dans la nouvelle pratique, qui n'obſerve ni l'ordre des remédes, ni les occaſions diſtinctives pour les em-ploier, ni le nombre des fois qu'il faut les mettre en uſage. C'eſt pourquoi l'on ne craint pas de défier la nouvelle pra-tique de pouvoir montrer un ſeul Au-teur, parmi tous ceux qui ſe ſont mul-tipliés depuis deux mil ans, où ſe trou-ve la *ſaignée* réduite preſque uniquement à celle du pied, la *purgation* par l'éméti-que ou autre ſemblable drogue pratiquée comme elle eſt par nos nouveaux pra-ticiens, dans des tems, des cas, des maladies, où de tout tems la forte pur-gation à été formidable aux plus grands maîtres en Medecine ; où les *ſudorifi-ques*, ou altérants *digeſtifs* (car c'eſt à ces titres que le *Kermés* pouroit être favoriſé) où dis-je ces ſortes de remédes

des se soient donnés aussi souvent, dans
une méme maladie, & aussi audacieusement qu'on fait le *Kermés* & le *Lilium* ;
enfin ou les *amers* n'aient été qu'une
routine , dans laquelle on n'aperçoit ni
jugement , ni distinction , ni variété.
Que si au contraire il est prouvé par
l'examen de tous les ouvrages de pratique , que la seule saignée du bras a fait
l'objet de celle de tous les Medecins ,
& que les disputes qui se font élevées
dans les différentes sectes , n'ont jamais
roulé que sur cette saignée ; s'il est démontré que des remédes , comme l'*E-
métique*, ne servoient que pour des coups
de réserve ; que les *sudorifiques* , inconnus dans la pratique d'*Hippocrate* , n'ont
trouvé dans la conduite de ses vrais disciples que rarement place dans la cure
des grandes maladies , sur tout en celles
qui étoient aigues ; enfin s'il est prouvé,
en parcourant la Medecine de tous les
tems , que les *Apozémes* ne furent jamais uniquement composés que d'*amers*,
toujours les mêmes , & dans toutes les
maladies ; qu'ils étoient mêmes réservés
aux affections *chroniques*, dans lesquelles
on les varioit différemment , eu égard
aux différents viscéres , où l'on soup-
çonnoit les sioges & les foiers des maux

que

que l'on avoit à traiter ; que penſer de
la nouvelle pratique ! ſera-t-il poſſible à
ſes fauteurs de juſtifier la confuſion de
leur Medecine ? où la ſaignée du pied
leur favorite, eſt préciſément celle dont
il n'eſt preſque fait aucune mention dans
la pratique des grands Maîtres, où l'*E-*
métique & le *Kermés* s'emploient dans
tous les cas d'où la méthode les avoit
abſolument exclus ; enfin où l'emploi
des *amers* reſſemble bien moins à un
ouvrage de diſcipline, qu'à un rôle de
théâtre, qu'un Comédien répéte toujours le même ſans jamais y rien changer. De tout ceci donc il s'enſuit très-
naturellement que la nouvelle pratique
manque de méthode ou qu'elle y manque ; mais par-là même il eſt évidemment prouvé, que la méthode ne manque point en Medecine. Les excellens
livres de la méthode de *Galien*, ceux
de tous les praticiens qui l'ont ſuivi,
en particulier la méthode de *Valeſius*,
celle de *Moxius* dans les maladies des
femmes, & ſans aller ſi loin, la méthode ſi ſage & ſi éclairée du célébre *Fer-*
nel, pour guérir toutes les maladies,
ſont autant de témoins de l'ordre métho-
dique qu'ont gardé tout ceux qui ont
puiſé l'art de la Medecine dans les bon-

P

nes

nes fources. Mais la nouvelle pratique s'eft abreuvée d'ailleurs, parce que les fumées de la chymie l'en ont détournée. De forte que dans cet aveuglement, il devient fort douteux qu'elle fe deffillat les yeux fur telles obfervations que lui offriffent de nouvelles Académies. En tout cas un pareil nouvel établiffement pour lui fournir des obfervations de pratique, feroit prématuré. En effet, fut-il jamais d'une fage œconomie de faire de nouveaux amas de matériaux à quelque deffein que ce fut, tandis qu'il en eft des tas d'inutiles, parce que l'on n'en a encore fait aucun ufage? & c'eft le cas de la nouvelle pratique. Elle veut qu'on lui fourniffe des obfervations, pour en augmentant les connoiffances en Medecine, avancer le progrès de la pratique, tandis qu'elle en eft encore à avoir mis à profit des milliers d'obfervations, dont elle eft à même, & dont regorgent les livres anciens & modernes; par où il paroit manifeftement qu'elle ne s'eft pas formée fur ces Auteurs, où elle n'auroit trouvé ni ombre, ni veftige d'une Medecine qui ne reffemble en rien aux étranges drogues qu'elle veut mettre en crédit.

Les recueils fi célèbres d'obfervations prati-

pratiques, tirées d'hiftoires des maladies d'après d'illuftres Medecins, & ramaf-fés par le célébre *Zacutus Lufitanus* ; de celles encore recueillies par l'habile & fçavant *Foreftus* , ces deux rares trefors d'obfervations pratiques fur la véritable Medecine , peuvent-ils avoir éclairé la conduite de nos nouveaux praticiens ? les ont-ils connus ? & en ce cas peuvent-ils avancer que la Medecine manque d'ob-fervations ? *Schenkius* cet ample & fça-vant compilateur de mille faits, d'hif-toires & d'avantures en Medecine , au-ra-t-il pû leur paroître dénué d'obfer-vations ? peut-être donc fera-t-il moins défobligeant , de foupçonner ces Mrs. de n'avoir jamais ouvert ces monuments de l'ancienne Medecine , que de croire qu'ils les auront méprifés , après les a-voir lûs.

Mais peut-être font-ce des obferva-tions recueillies depuis la découverte de la circulation du fang, fur quoi ils de-mandèroient quelque chofe de plus que l'on ne trouve d'anciens ouvrages d'ob-fervateurs , parce que la *Pathologie* leur y a paru trop différente des nouvelles découvertes, aufquelles ils veulent qu'on croie qu'ils fe font voués ; car c'eft à ce titre qu'ils s'élévent fi haut au-deffus des anciens. Mais en ce cas quelle injure ne font-ils point à la nouvelle Medécine ? eſt-ce reconnoiſſance, eſt-ce négligence, de taxer les nouveaux Auteurs en Medecine de l'avoir laiſſée manquer d'obſervations depuis ſa réforme ou ſon renouvellement par la doctrine de la circulation ? que ſont donc devenues pour eux tant d'utiles recherches & de curieuſes obſervations qui nous ſont venues des célébres Académies de *Paris*, d'*Allemagne*, de *Dannemarc*, d'*Angleterre*, d'*Hollande*, d'*Italie*, ou par la voie des *Actes*, des *Journaux*, & des *Ephémérides*, qui ſont ſortis de ces ſçavantes compagnies ? ont-ils épuiſé tout ce qui peut ſe tirer de lumiéres & d'inſtructions de ces admirables monuments d'expérience & de ſcience ? les compilations de tant de faits & d'hiſtoires *Anatomiques*, de découvertes *Botaniques*, de préparations ou procédés de chymie, & de précautions ou de remarques medecinales ſur la pratique, ſont-elles oubliées pour eux, quoiqu'elles ſoient faites là par tout pour faire paſſer à la poſtérité tant d'utiles connoiſſances ? ſeroit-il poſſible d'attendre rien de plus recherché à tous ces égards, de quelque Académie nouvelle que ce fut ? cependant l'on

promet

promet de se rendre aux vœux que fait
la nouvelle pratique pour de nouvelles
Académies, quand elle aura fait voir
qu'elle a épuisé tout ce que les monuments de la Medecine moderne renferment d'observations; car ce sera le moïen
de persuader le monde connoisseur, qu'elle n'avance point autant qu'il convien-
droit les affaires de la pratique en Medecine, parce qu'elle en a tari la source.
Mais pour cela on prie ces Messieurs,
papiers sur table, de faire voir au public
Medecin, qu'ils ont profité de tou-
tes] les observations qu'on lit dans les
Journaux Ephémérides, Transactions,
& autres semblables mémoires des sçien-
ces ou des arts, pourvû que ce ne soit
pas demander trop de travail & trop de
tems à des gens qui ne sont pas accoutumés à le donner à d'autres soins. On
veut donc bien s'humaniser avec eux
pour ne pas trop les détourner de travaux plus fructueux, les quittant d'un
trop long travail, & consentant seulement de parcourir avec eux le beau recueil qu'en a fait le célébre Mr. *Bonet,*
(ce ne sont que deux volumes) après
quoi l'on passera condamnation, s'ils peuvent se montrer instruits de tout ce qui
y est raporté, de faits, d'histoires, de re-

P 3   médes,

Medi-
cina sep
tentrio-
nalis.

médes , & en particulier d'obſervations pratiques , de ſorte que ce n'eſt qu'a-près avoir faſſé toutes ces recherches , qu'ils ont été autoriſés à ſe borner au *Kermés* , au *Lilium* , au *Tartre Emé-tique* , aux *Amers* , & à la *ſaignée du pied* ; le tout ſur des idées d'un pur *Bri-gandage* , tant y régnent le deſordre , la licence & la déraiſon.

Ce n'eſt pas , Monſieur , que l'on e-xigeat de ces Meſſieurs de ne parler ou n'écrire qu'*obſervations* , *hiſtoires* , *re-marques* ou *précautions* en Medecine , dont les Auteurs modernes , leurs guides (à les entendre) ſont pleins , mais il é-toit néceſſaire qu'une pratique prétendue réformée , depuis toutes ces découvertes , parut aux yeux des ſçavants , comme un précis de Medecine épurée , dreſſé ſur tant d'utiles mémoires , & non pas une rapſodie de quelques drogues chy-miques mal choiſies , apuiées de baſſes idées , adminiſtrées ſans régle , ou ſans méthode , guidées par des indications groſſiéres , aſſociées enfin à la *ſaignée du pied* , toute défigurée dans leurs mains par l'abus , les déplacements , & toutes les irrégularités , qu'ils commettent dans leur nouvelle pratique. Or tout cela vient-il d'ailleurs que du peu d'intelli-gence

gence qui paroit dans la *Pathologie*, ni Phyſique, ni Medecinale, que l'on y ſuit, malgré la juſteſſe, l'exactitude & tout le beau des nouvelles découvertes, tant capables de redreſſer de ſi honteuſes erreurs.

Car l'œconomie animale qui auroit dû faire l'objet d'une Medecine réformée, offre bien d'autres idées dans les ouvrages modernes que celles de la nouvelle pratique ; tous ces ouvrages, car il n'en faut excepter aucun de raiſonnable, vont à apliquer les eſprits des praticiens à la doctrine des *ſolides*, parce qu'en contenant les *fluides* ils régiſſent les humeurs & leurs fonctions. Et là-deſſus ſe trouvent dans les modernes autant d'obſervations que de pages, & il ne faut pour s'en perſuader que parcourir tant d'Anatomiſtes illuſtres, dont les travaux prouvent parfaitement ce domaine des *ſolides* ſur les *fluides*. C'eſt que tous font voir, que dans nos corps, outre que tout eſt *vaſculeux*, rien preſque ne s'y trouve dans les *glandes*, les *membranes*, les nerfs & les fibres les plus fines, qui ne ſoit *organique*, *muſculeux*, ou *élaſtique*, capable de *diſtraction* ou dilatation, de reſſerrement, & de *contraction*. Les admirables obſervations de Mrs. *Ruyſch*,
Morgagni,

Morgagni, *Heister*, *Lancisi*, font de ri-
ches trefors en ce genre, & Mrs. *Bellini*, *Banglivi*, *Santorini*, *Keill*, *Bianchi*, *Verdriès*, entrent là-deſſus dans des
détails capables de lever toutes difficultés ſur ces matiéres. Or paroit-il que
l'on ſe ſouvienne dans la nouvelle pratique
de tant d'obſervations, qui inſpirent aux
praticiens autant de ſageſſe, de réſerve &
d'égards, & en particulier pour le genre nerveux, que ces Meſſieurs en gar-
dent peu, par les troubles ou leurs maniéres hardies, précipitées & irréguliéres, jettent toutes les fonctions. Les remarques ſur leurs loix qui ſe trouvent
dans les traités de l'œconomie animale de
Cokburne, de *Charleton*, de Cole, &c.
les auroient prémunis contre toutes les fautes qu'ils font contre les diſpoſitions du
corps humain. Peut-on donc croire qu'ils
aient jamais conſulté ces ſçavants Medecins
& Phyſiciens modernes ? & s'ils ne les ont
point conſulté, peuvent-ils avancer que
la Medecine, mème la moderne, les a
laiſſé ſans obſervations juſqu'à leurs tems ?
mais pour les raprocher plus près de la
pratique, ont-ils dû oublier les obſervations démontrées dans la *Géométrie*, que
le ſçavant Mr. *Pitcarn* a donné pour
l'explication des fonctions animales, préciſément

cifément fuivant les loix de la circulation , & les régles par lefquelles fe font
les fécrétions dans nos corps, par où ce
fcavant Medecin démontre l'inutilité &
toutes les fictions fabuleufes des levains
ou ferments , des foïers , & de femblables imaginations *pathologiques*. *Cole* quoiqu'attaché aux levains , dans fon traité
de la fécrétion animale , *Kergerus* dans
celui des *ferments* auroient bien dû encore déprévenir les nouveaux praticiens
fur les amas d'ordures dans les premiéres voies , qui leur font de fi fréquentes
occafions de méprife , de chutes & de fautes , dans le traitement des grandes maladies.
Un autre modéle de fageffe auroit pû
encore fe montrer à eux , dans les ouvrages fi folides , tant réfféchis , tant penfés
ou fi fenfés du fçavant de *Moor*. Car
fes ouvrages fe réduifent à deux , l'un
fur les maladies du cerveau , qui n'eft
point un de ces traités copiés d'autres
précédents, dont il ne feroit qu'une ré-
pétition des mêmes chofes , des mêmes
penfées , des mêmes manieres , une *ki-
rielle* de formules de nouvelle empreinte ,
& les fruits cruds d'une pratique préé-
maturée ; (car c'eft ce que l'on nomme
aujourd'hui dáns le public *obfervations
pratiques*) au contraire tout eft ici neuf,
penfé ,

penfé, réfléchi, mûri par l'art, & par l'ufage, dans le goût de la doctrine des *folides*. Ainfi ce traité n'eft qu'un tiffu de réfléxions pratiques, dans un goût *geométrique*, tirées du commerce ou des raports anatomiques des *fluides* avec les *folides* ; le tout apuié par l'ufage & par l'expérience. La nouvelle pratique ne paroit en rien s'être formée fur de pareilles vûes. Ce font pourtant dès obfervations dignes d'ètre forties du fein dé quelque Académie. L'autre ouvrage de cet utile Medecin, eft fon traité des penfées fur la maniere de réhabiliter la Medecine. Or aucun ne fût plus propre que celui-ci pour mettre au fait de la doctrine des *révulfions* & des *dérivations*. Auffi peut-il fervir à manifefter les dangers, l'abus & l'inutilité de la faignée du pied, fi fautive pour faire la révulfion de la tête aux pieds. C'eft que cet ouvrage prouve en tout ce qu'il contient, que le fang, même dans fon état naturel, eft toujours en preffe dans les vaiffeaux. Or cette preffe eft certainement augmentée dans l'état des maladies, fur tout quand ce font des maux caufés par la *pléthore*, le *fpafme* & l'inflammation, ou par tous les trois, telles que font les *petites Véroles*, & la plûpart

part

part des *fievres malignes.* Cela étant donc ainſi, que doit-on pénſer qu'il arrivera au ſang, & à ſon cours, dans l'endroit où un vaiſſeau ſera ouvert par la ſaignée? ce ſera certainement que le ſang gêné, parce qu'il eſt reſſerré dans des parties qui le preſſent & l'expriment de toutes parts, vuidera premiérement & tout d'abord les vaiſſeaux qui occupent immédiatement le voiſinage de l'endroit piqué. C'eſt donc comme une bonde, qui venant à déboucher un tonneau, d'où un vin nouveau preſſé par une efferveſcence, fait échaper ſur le champ la portion du vin la plus proche de la bonde. Sur cet exemple arrivera-t-il autre choſe au ſang qui eſt tenu en preſſe, & à qui l'ouverture de la ſaignée donne une iſſue, qu'il ſuit avec d'autant plus d'impétuoſité que les parties voiſines qui le tenoient en preſſe, l'obligent à s'expulſer ſoi-même par l'ouverture qui vient de lui être faite? Ce ſera donc dans les vaiſ-ſeaux du pied & de la jambe, que ce ſera le premier déplacement du ſang, ſans que ce déplacement puiſſe ſe faire que ſucceſſivement & long-tems après dans les parties ſupérieures, parce que ce n'eſt que dans celle-ci que s'opére en premier le déplacement du ſang, & encore parce

que

que ce n'eſt pas dans ces endroits que
le ſang eſt mis d'abord au large & hors
de preſſe. C'eſt en effet la raiſon pourquoi la nouvelle pratique fait tant de
ſaignées du pied l'une ſur l'autre & dans
le même jour, ſans n'obtenir qu'au bout
de pluſieurs jours (& que quelquefois)
ce qu'elle apelle *révulſion*, parce que les
parties ſupérieures demeurent pleines,
embarraſſées & gênées, en même tems
que les inférieures ſe vuident & ſe dé-
barraſſent. Par une raiſon contraire, une
ſaignée du pied faite à propos & après
pluſieurs ſaignées du bras, opére bien
plûtôt le ſoulagement des parties ſupérieures & leur dégagement, parce que
les ſaignées du bras aïant mis hors de
preſſe le ſang dans les parties ſupérieures, ce ſang deſcend & s'avale ſoudainement vers les parties baſſes ; leſquelles dès qu'elles viennent à être vuidées
par la ſaignée du pied, diminuent la réſiſtance ou la digue qu'y faiſoit la ré-
plétion des vaiſſeaux, ou le volume du
ſang qui les occupoit : Rien prouve-
t-il plus invinciblement que la *révulſion*
n'eſt point l'effet immédiat de la ſaignée
du pied, qu'au contraire le premier effet
de quelque ſaignée que ce ſoit, c'eſt une
dérivation, mais qui devient *révulſive*

par

par l'aplaniffement où fe met la circulation, & par le large qu'elle fait prendre
au cours du fang. C'eft pourquoi Mrs.
de *Lipfic* rendent à l'ouvrage de Mr.
de *Moor* cet illuftre témoignage, qu'aucun n'a fi bien dévelopé les caufes, les
manieres, ou le *méchanifme* de la circulation du fang, foit par raport à la *phyfiologie*, foit par raport à la *pathologie*,
& à la cure des maladies. Auffi donne-
t-il à fon ouvrage le titre de renouvellement de la Medecine, *de inftauratione
Medicinæ*. C'étoit donc un modéle à
prendre par Mrs. de la nouvelle pratique, puifqu'ils vouloient réformer la
Medecine. Ils y auroient même trouvé
des remédes choifis & réformés, puifqu'ils font fi fort dans le goût des remédes. Sont-ce donc les obfervations qui
manquent au progrès de la Medecine?
ou font-ce ceux qui fe mettent en devoir d'y travailler, qui manquent à
profiter des obfervations les plus utiles,
& qui ne manquent pas à un fi louable
deffein, s'amufant d'ailleurs & le public
à demander de nouvelles Académies?
Mais ne laiffent-ils point apercevoir
qu'ils en feroient auffi peu d'ufage, que
de toutes celles qui comblent tous les
jours la Medecine des plus utiles décou-

Q

vertes

vertes pour l'avancement de fa pratique? Auroient-ils pû encore fe diffimuler les fages remarques qu'ils auroient trouvées dans deux autres fçavants Auteurs, bien éclairés certainement fur la circulation du fang? Car aïans à fe permettre un ufage fi hardi, fi général, fi fréquent de la faignée du pied, ils auroient pû prendre dans ces deux Auteurs (ce font Mrs. *Freind* & *Santorini*) des raifons de précautions que peut demander cette faignée dans les perfonnes mêmes fur lefquelles elle trouve plus d'aprobation en Medecine. C'eft que l'un & l'autre donnent à comprendre que c'eft une *pléthore* particuliere, que le fang contracte, pour faire dans les perfonnes du fexe l'évacuation qui lui eft propre, & les *hémorrhoïdes* dans les hommes qui y font fujets. Ils fe feroient du moins perfuadés par-là combien il devient dangereux de précipiter auffi fouvent qu'ils le font, ou d'engager le fang dans les parties baffes, vers lefquelles il a une pente naturelle à s'arréter, à fe ralentir & à s'accumuler.

Mais ce qui met le comble à l'omiffion, pour ne rien dire de plus, où Mrs. de la nouvelle pratique ont voulu demeurer, en fe bouchant les yeux fur

des

des milliers des plus utiles obfervations
qu'il faudroit avoir mis à profit avant
que d'en demander de nouvelles par l'é-
tabliffement d'une nouvelle Academie ,
c'eft l'oubli parfait où on les voit fur
ce que l'on obferve par l'ouverture des
corps , dans les entrailles de ceux qui
font morts ; car c'eft ce qu'ils pouvoient aprendre par tant de réfléxions ,
de notes & d'obfervations *pathologiques*,
qui font contenues dans l'ample & fçavant recueil que le même Mr. *Bonet* a
donné fous le titre de *Sepulchretum*. Ce
feul ouvrage leur fourniffoit de quoi
étudier, & de quoi recueillir autant ou
plus peut-être que pouroient en fournir
d'auffi utiles plufieurs Académies pendant plufieurs années. Ce font des fecours prefents , & qui fe trouvent fous
la main de ceux qui ne feroient occupés
que du progrès de la Medecine , pour
aprendre à fe mettre en garde dans la
cure des maladies , contre des remédes
& des manieres de les traiter , qui vont
à produire dans les entrailles tous les
defordres , qu'y font remarquer les caufes de mort , qui ont précipité dans le
tombeau des milliers de perfonnes. Pou-
voit-on affurer que le *Kermés* , & fes
conforts chimiques, les compagnons fi-

 déles

déles & inféparables de la faignée du pied, ne parvinffent un jour à groffir le nombre des hiftoires *Sepulchrales*, & à donner affez de materiaux pour faire le quatrieme volume du *Sepulchretum* de Mr. *Bonet*.

N'eft-ce pas même, Mr. une honte pour une Medecine de nos jours, fous nos yeux, & dans le centre des fciences, de fe trouver réduite à un tel dénuement, fans luftre, fans diftinction, fans dignité & fans marque de l'érudition fçavante, curieufe & médicinale, qui orne aujourd'hui, & diftingue tous les bons Auteurs, dans tous les païs où la Medecine eft en honneur ? Car aucun de ces Auteurs n'a donné quelque morceau de pratique, où il ne fe foit fait gloire d'emploier le plus qu'il a pû de ce qu'il y a d'utile & de beau dans les nouvelles découvertes. Tous mêmes ou la plupart en adoptant le fyftême des *folides*, relévent leur *pathologie* de ce que l'anatomie a produit de meilleur fur le genre nerveux, fur la diftribution des vaiffeaux, fur les forces mouvantes ou les mouvemenrs des mufcles, fur les puiffances élaftiques des fibres, des tuniques, des membranes, en un mot fur la ftructure des parties. C'eft qu'à ces

mêmes

mêmes vûes ils raportent leurs *indications*, & fur elles ils choififfent & pla-
cent leurs remédes, mais fans jamais fortir des loix de la bonne methode. Trouve-
t-on dans la nouvelle pratique l'ombre
de ces réfléxions & de ces fages aplica-
tions ? ceci cependant n'eft ni rêve, ni
fiction, ni flâterie imaginée à plaifir ;
car en effet, quoi de plus orné, ou de
plus richement illuftré par l'éclat des
nouvelles découvertes, que les ouvrages
de l'illuftre Mr. *Boerhave* en Hollande?
celles de Mrs. *Freder c Hoffman, Stalh,
Juncker, Carl Albertus, Neuter* ; & encore le fçavant Mr. *Verdrier*, en Allemagne ; les célébres Anglois Mrs. *Pitcarn, Morton, Mead, Connor, Lifter,
Freind, Cokburne* & *Harris*, n'ont-ils
point bâti ou apuié les excellents ouvrages qu'ils nous ont donné, fur les plus
folides connoiffances de la Medecine moderne ? en Italie les grands praticiens
Mrs. *Torti, Lancifi, Bianchi, Valifnieri,
Ramazzini, Michelotti, Verna,* & tout
nouvellement *Mazinus* ; fe font-ils dif-
tingués dans leurs pathologies, & fur la
cure des maladies, par autre chofe que
par la belle anatomie, la phyfique expé-
rimentale, & la géométrie médicinale,
fe renfermant toujours dans l'obfervation

& dans les loix de la plus exacte méthode ? Mrs. *Rega* à Louvain, *Deidier*
& *Gourraigue* à Montpelier, ont-ils écrit
auſſi ſçavamment, qu'ils ont fait, en
emploiant d'autres connoiſſances que celles
des nouvelles découvertes ? Nos nouveaux praticiens tous ſeuls dans l'Europe
ſçavante en Medecine, ſe diſtinguent en
abandonnant, ruinant, & deshonnorant
toute méthode, ſans affecter d'autre luſ-
tre qui les diſtinguent, qu'une paſſion
démeſurée pour le *Kermés*, le *Lilium*,
les *Amers*, & la ſaignée du pied, miſe
hors de toute régle de l'art & de raiſon.

Ce n'eſt pourtant pas tout, ni le ſeul
tort que la nouvelle pratique fait à la
Medecine, ſon *Brigandage* va à ſe perpétuer
en Medecine, puiſque tandis qu'elle répand ſes clameurs ſur la paucité des remedes, elle met les Medecins hors de la
voie qui y conduit ; car c'eſt dans les
végetaux que le Créateur a placé les véritables, & ces Mrs. n'en prennent que
dans les boutiques & les fourneaux des
Chimiſtes. Cependant eſt-ce de-là que
ſont ſortis les *ſpécifiques* ou les meilleurs
remédes que nous aïons, nos *céphaliques*,
nos *diuretiques*, nos *ſédatifs* & les *vul-
néraires* les plus ſûrs ? De plus encore
négligeant comme ils ſont les utilités
que

que la pratique retire des nouvelles connoiſſances, ils aprennent aux jeunes Médecins à ſe tenir toujours hors du point
de vûe des vraies canſes des maladies, &
de leurs ſymptomes. Ils n'ont point voulu
avec le ſçavant de *Moor*, comprendre
ou convenir, que la *preſſion* continuelle
& égale du ſang dans les vaiſſeaux, faịt
l'harmonie & le repos de la ſanté. De-là
cependant s'aperçoit la raiſon eſſentielle
des fiévres ; car cette preſſion uniforme,
étant l'effet d'une modulation montée
au point de la dilatation naturelle que
doivent prendre & garder les diamétres
des vaiſſeaux, elle ſupoſe, & fait concevoir que l'ordre & la teneur des *oſcilla-*
tions, qui ménent & raménent le ſang
du centre aux extrémités, & des extrémités au centre, ſe font d'une maniere
inſenſible. De-là donc il eſt naturel de
conclure que le poul ne devient irrégu-
lier, inégal, dur, & ſenſible par ſes
battemens, que parce que ces *oſcillations*
font ſorties du niveau qui faiſoit leur
calme & leur égalité : Or cette égalité
dépendant de l'*omotonie* où font les ſolides dans l'état de ſanté, & qui faiſoit
que les fluides étoient raportés au cœur
en même proportion qu'il les y avoit
pouſſé ; cette égalité y eſt altérée dès
que

que le volume des *fluides* crûs ou par
leur abondance , ou par leur rarefcence,
opofe à la puiffance *fyftaltique* qui eft
dans l'habitude du corps , plus de réfiftance qu'elle n'en avoit à dompter en
fanté. Alors donc elle redouble de batte-
ment & de *fyftole* , elle s'irrite & multipliant fes efforts , elle les rend tumultueux & irréguliers , & voilà la fiévre.
Suivant ces notions aprendra-t-on à la
guérir , & à en pénétrer la caufe , la
mettant dans un amas d'humeurs dans
les premiéres voies , & en donnant des
Stimulants, de l'*Emétique*, du *Kermés*,
du *Lilium*, &c.

C'eft encore en s'éloignant de la doctrine des *folides* que ces Mrs. fi fort
occupés à préferver le cerveau par leurs
faignées du pied , fe trouvent fi loin de
la connoiffance des véritables caufes de
ces maladies , parce qu'elles dépendent la
plûpart du vice des *folides*. Car c'eft
dans celui du fang qu'ils cherchent les
caufes de ces maux ; & ce font par les
irritations *fpafmodiques*, & les *crifpations*,
ou *contractions convulfives* qu'elles fe
font , par où la circulation du fang eft
devenue gênée , ralentie , ou arrêtée. En
effet ce font des preffions mille fois ré-
térées , qui retombent & apuient con i-
nuel-

nuellement fur toute la fubftance *corticale*, compofée de vaiffeaux fanguins ; & en conféquence fur la fubftance *médullaire*, compofée de tant de milliers de petits canaux , qui font les racines ou les origines des nerfs , & des cordons qui en font formés. Suivant ces vûes le fang & les fluides n'entrent que paffivement dans la production , des *migraines*, par exemple , des *céphalalgies*, & des maux de téte habituels ou invétérése (*cephaleæ.*) Car que le *fpafme* n'arrive qu'aux membranes , fur tout aux *meninges* , le fang ne fe trouvant ralenti que dans la fubftance *corticale*, & dans les vaiffeaux de ces membranes que pour un tems , & feulement dans quelque endroit particulier de la tête à droit ou à gauche, devant ou derriére , & ce fera une *migraine.* Que le fang fe trouve ralenti dans toute la fur-face de la fubftance *corticale* ; alors les *meninges* tenant en preffe le fang par toute la fubftance *corticale*, ce fera une *céphalalgie.* Enfin que la preffion *fpafmodique* des membranes pénétrant plus avant, fe communique au fuc nerveux & aux *membranes arachnoïdes.*, propres à chacun des fibres médullaires ; fur lefquelles elle portera , & qui charient ce fuc , ce fera une dou-

leur

leur de tête profonde (*cephalea*) & de longue durée, comme il arrive de toutes les affections qui interreffent la *lymphe*, & fur tout la lymphe nervale. Pour tout cela ne faudra-t-il que du *Kermés*, & de l'*Emétique*, parce qu'on fupofera des glaires dans les premiéres voies, & dans la fubftance des nerfs qui produiront tous ces maux ? Les idées prifes de l'état des *folides*, de leur *ton* & de la *crafe*, de la circulation, du fuc nerveux infinuent bien d'autres indications, & d'autres remédes, & bien au-deffus de ces baffes & groffiéres idées.

C'eft encore pour ne s'en prendre qu'aux *fluides*, que l'on a fi mal expliqué, encore plus mal compris les contre-coups dans les plaies de tête, dans les coups, ou les commotions du cerveau; parce que le coup ou la plaie fe trouvant au côté gauche, le *contre-coup* fe voit dans le droit. Pour expliquer ce phénoméne dans la doctrine des *fluides*, l'on eft obligé de nier les *contre-coups*, finon de faire des raifonnements hors de fens ou infoutenables. Au contraire par la doctrine des *folides*, on démontre évidemment comment doivent arriver néceffairement même des *contre-coups*. Une plaie donc ou un coup confidérable,

porté,

porté, par exemple, fur le côté gauche,
rompt, affoiblit ou détruit dans cet endroit les attaches des fibres nerveufes,
foit celles des *meninges* , foit celles du
péricrane , qui en eſt la production. Or
c'eſt la même chofe que fi on affoiblif-
foit un des contre-poids qui feroit un
équilibre , car ce font deux puiffances qui
fe prêtent l'une à l'autre, tant celle qui
d'une part tient les membranes dans une
tenfion *tonique* naturelle dans le côté
gauche, que celle qui la contretient à
l'opofite dans le côté droit. Mais ce
qu'une de ces puiffances perd, elle le
céde ou le laiffe aller à celle qui eſt l'o-
pofite ; la preffion donc du fang s'é-
tant accrûe par la contraction compref-
five des *meninges* fur la fubftance corticale dans le côté opofé au coup qui
aura rompu leurs attaches dans le côté
gauche, il fe fera une congeftion phlegmo-
neufe, un abfcès même, par l'intercep-
tion du fang qu'y caufera le ferrement
convulfif furvenu aux membranes, &
cet abfcès fe trouvera en concurrence
avec la plaie qui fera au côté gauche ; &
c'eſt en effet ce qui fe trouve prouvé
après la mort, par l'ouverture du cerveau.

Mais la réalité des *contre-coups* eſt confirmée

firmée par l'obfervation de deux des plus
célébres & des plus éclairés Medecins *
de ces derniers tems ; car l'un & l'autre
ont remarqué quelque chofe de bien ref-
femblant aux contre-coups dans les *para-*
lyfies, nommées *hémiplégies*, parce qu'elles n'occupent qu'un côté. Si donc c'eft
le côté droit qui eft paralitique, une
congeftion de fang fe trouve au côté
gauche, & au contraire. Ainfi qu'une
attaque d'*apopléxie* tienne tout le cerveau, & y tienne tout le fang en *fta-*
gnation, ou en congeftion, celle-ci occupe toute la route que forment les meninges par-deffus la fuperficie de la *fub-*
ftance corticale, une telle congeftion tient
en contraction convulfive ces membranes ; & jufque-là la double puiffance
qui tient les membranes dans leur tenfion
tonique naturelle, s'exerçant également
fur les deux côtés, tout le cerveau eft
en fouffrance, & fait la caufe de l'*apo-*
pléxie. Mais la vertu *fyftaltique* irritée,
jettant, & ramaffant plus de fang d'un
côté que d'un autre, l'équilibre fe perd
entre les deux puiffances qui étoient naturellement *équipollées*, & en conféquence la congeftion fe renfermant & augmentant dans le côté vers lequel la contraction des membranes fe débande, il
fe

fe fait abfcès dans cet endroit, & en même tems un affoibliffement de la vertu *fyftaltique* fera une paralyfie dans un autre. Ce font des effets comme *alternés*, qui arrivent lorfqu'une puiffance qui étoit *équipollée* à une autre, fe déjette, pour ainfi dire, ou fe laiffe emporter vers la partie opofée, ou domptée, & de-là s'enfuit une efpéce de *détente*, ou de débandement dans les fibres, une *atonie*, enfin une caufe de *paralyfie*. C'eft encore quelque chofe de femblable qui arrive à une partie bleffée, piquée, délabrée ou inégalement déchirée ; car c'eft ce qui caufe en certaines plaies de fi cruelles douleurs, que pour les faire ceffer, un Chirurgien fe trouvera obligé de couper entiérement le nerf, qui eft en fouffrance. Or tout cela arrive lorfque le *parallelifme* des fibres d'un faiffeau mufculaire ou élaftique eft perdu, parce que ces fibres font inégalement divifées, de forte que les unes font tiraillées d'un biais, pendant que les autres font reftées dans leur arrangement, ou leurs pofitions naturelles. Enfin c'eft par une femblable raifon que l'on voit des convulfions *épileptiques* ou *hyftériques*, plus ou moins laborieufes, qui laiffent ces malades fans avoir fenti aucune dou-

V. *Mazinus.* Ibid.

R   leur,

leur , tandis qu'à d'autres malades , de
femblables convulfions ont fait fentir des
douleurs telles , qu'elles les tiennent encore comme moulus & brifés àprès ces
fortes d'accès. Or encore ces différen-
ces n'arrivent que lorfque les fibres qui
font en contraction perdent leur *paral-
lelfifme* , de maniére que les unes fe foient
extraordinairement tendues & dans un
biais différent des autres , ou de leurs
directions propres , pendant que les autres fe font moins tendues, fans fortir de
leurs directions naturelles. Tout ceci
tient l'efprit d'un Medecin apliqué à la
force *tonique* des *folides* , laquelle fait &
entretient l'égalité dans la circulation du
fang , les *vergences* (comme parle *Hippocrate*) ou les pentes dans les humeurs ;
l'ordre dans leurs diftributions , & leur
régularité , pour le triage dans leurs *fécrétions* ; il l'a voit donc cette puiffance
toujours prête à fe débander , & à porter le trouble dans les fluides ; mais ces
attentions font négligées par la nouvelle
pratique , qui ne s'occupe que d'humeurs, fans s'aprendre à les diriger fuivant les forces & dans l'ordre des loix
naturelles.

Encore fi cette Medecine ne s'oublioit
fur aucun des *fluides* qui entrent dans
l'entre-

s'entretient de l'œconomie animale , ou pour mieux dire , si on ne la trouvoit pas aussi parfaitement défocupée qu'elle l'est de celui des *fluides* qui y tient la principale place , & par sa quantité , & par sa qualité , l'on seroit moins effraié sur le desordre où cette pratique met , & menace de mettre , ou de laisser dorénavant dans la Medecine. Mais en même tems que l'on trouve ces Messieurs négliger absolument la nature , l'office & la force des *solides* , qui font les principaux acteurs dans les fonctions du corps humain , ils songent aussi peu à la *partie blanche* du sang , dont ils ne firent jamais mention. Cependant elle a comme la partie rouge sa circulation , elle sert de véhicule à celle-ci , elle fait la matiére des *sécrétions* , le fond du *suc nerveux* , la source des *esprits* , & pardessus tout cela , elle fait les deux tiers de toute la masse du sang , ou des fluides ; seroit-il possible de penser qu'un *fluide* de cette importance ne fut de rien dans la production des plus grandes maladies qui sont traitées par ces Messieurs ? est-il donc pardonnable de ne voir entendu par humeur dans la nouvelle pratique , qu'un amas de sucs grossiers , pourris , accumulés dans les premieres voies , ou

R 2   ailleurs,

ailleurs , & que pour cela l'on n'ait que de l'*Emétique*, du *Kermés*, du *Lilium*, des *Amers* , & toujours les mêmes , à emploier ? Ce jargon eſt même celui de l'*Etiologie* des fiévres ardentes malignes ; car tout y eſt fait , quand on a prononcé qu'il n'y a qu'un tas d'ordures dont il faut défaire les premieres voies ; & de-là quel deſordre ! quel *Brigandage* dans l'exercice de la Medecine ! les nouvelles découvertes n'avoient-elles rien qui put prévenir une telle méprife , ou un tel oubli dans des eſprits nés au centre des ſciences ? car c'eſt s'oublier ſur la cauſe de bien des fiévres, ou d'affections *malignes*, qui ónt leurs ſiéges dans les *artéres lymphatiques* , d'où la lymphe viciée s'engage dans les glandes du *méſentere* , cette ſentine de tant de maux , le repaire de la lymphe ralentie , & de ces fiévres lentes & chroniques , malignes cependant , par la nature de l'aigre malin que contracte ce *fluide* par ſon épaiſſement en tant d'endroits du bas ventre. Auſſi la nature paroit-elle s'être ſinguliérement occupée à préſerver tant de *glandes* , ou de membranes glanduleuſes qui compoſent la ſubſtance du *méſentere* ; & cela par le grand nombre , & la multiplicité de tant de *pléxus* conſidérables ,

dérables, qu'elle y a établis ou répandus comme des organes musculaires, dont la *systole*, à la maniere d'autant de petits *cœurs*, chasse continuellement la lymphe à travers de tant de filtres, de couloirs & de détroits qu'il lui faut passer pour arriver saine & sauve au terme de la circulation ; sinon passant viciée dans les nerfs, & y donnant origine à des *esprits* mal *aerisés*, ou à un *suc nerveux* imparfaitement *rectifié*, mal *déphlégmé* ; quelquefois *acre*, *salin*, *empireumatique* ; d'autre fois trop *volatilisé*, *explosif*, ou trop *élastique* ; ne sera-ce pas matiére, par exemple, à quelque fiévre maligne aigue, de celles qui sont sujettes à tant de soubressauts, de *spasmes* & de mouvements convulsifs, qui désignent le venin de ces sortes de maladies ? Mais sur tout cela, encore la nouvelle pratique se ferme les yeux, suposé que jamais elle les y ait ouvers ; ici donc comme dans les fiévres *chroniques* purement humorales, elle n'a que leurs *amers* ordinaires à ajouter pour spécifique aux *Kermés*, à l'*Emétique*, & à la *saignée du pied*.

Car je m'assure bien, Monsieur, que le nom de *Sérosité* ne fait point à votre esprit la même illusion, que celle qu'il fait journellement à ceux qui sont dans

la nouvelle pratique , où parlant fans cef-
fe de *férofité* , ne dit pas un mot de la
vraie *lymphe* , celle cependant qui eft à
l'égard de la férofité , ce que le lait en
fubftance eft à l'égard du *petit lait* ,
qu'un aigre ou une preffure entiere. C'eft
donc un pur aqueux , ou une pure *a-
quofité*, dégénérée du fang ou de fa *partie blanche* , dont elle retient toujours
quelqué chofe du vice qui l'aura *préci-
pitée*. C'eft encore par fa quantité que
fe fait cette *exondation* féreufe , ce dé-
luge , ou cet épanchement de férofité
(*colluvies ferofa*) dont a traité fi excel-
lemment fon illuftre Auteur ; mais dont
ont trop groffiérement abufé nos jeunes
praticiens , en prenant pour caufe des
maladies , ce qui n'en eft que l'effet ,
la fin , ou le terme ; car quelle maladie
ne laiffe point après foi , un épanchement de férofité dans les capacités du
vifcére , qui étant en fouffrance a été le
fiége ou le théâtre de la maladie qui a
précédé la mort ! l'expérience & l'obfervation du célébre Mr. *Louver* ; qui a
montré l'art & la maniére de produire
des *hydropifies* artificielles , ou des débor-
demens de férofités fanguines dans des
corps d'animaux fains & vivants , auroit
pû prévenir cette erreur de la nouvelle

pratique ;

Carolus Pifo, de ferofa colluvie.

pratique ; mais c'eft une expérience *ana-tomique* , celles de *Paracelfe* , la condui-fent plus que celles de *Louver*. La lym-phe donc tant oubliée dans la nouvelle pratique , eft une partie principale du fang , & cette partie eft une fubftance organifée , parce que dans fon fein flotte comme un corps mufculaire , du moins eft-ce un raifeau de fibres *élaftiques*. C'eft donc un fuc fibreux , moelleux , & doux par le leger mucilage qu'il renferme & traine avec foi , & qui comme lui , a à traverfer tous les vaiffeaux *lymphati-ques* , les *glandes* , les *nerfs* , & les *membranes*. Car il a toutes ces parties à percer , pour achever fa circulation , en venant tranfuder dans les veines lympha-tiques à travers le tiffu vafculeux des membranes où l'extrême fineffe des tu-niques des canaux *lymphatiques* , jointe au peu de *fyftole* que comporte t des membranes auffi minces , expofe les glan-des , & tous ces conduits , à s'engouer de lymphe , laquelle s'épaiffira à me-fure qu'elle fe rallentira dans fon cours. Faut-il chercher d'ailleurs les caufes des *durillons* , des *fquirres* , des *glan-des* durcies tumefiées , *fcrophuleufes* , *carcinomateufes* , & de tant d'autres tu-meurs bizares qui fe forment par l'épaif-

fiffe-

fiſſement d'une lymphe qui s'accumule
dans le tiſſu véſiculaire des parties? Car
de la qualité de ce ſuc lymphatique plus
ou moins épaiſſi , aigri différemment ,
& le tout différemment piſté , la nature
de ces tumeurs , telles que ſont les *lou-*
pes , les *melicéris* , les *ſtéatomes* , les *a-*
théromes. D'où-vient en effet que dans
les unes de ces tumeurs , l'humeur eſt
comme du *miel* , dans d'autres comme
du *ſuif* , dans d'autres comme de la
bouillie ? rien montre-t-il mieux une
lymphe dégénérée de ſa conſiſtance ,
& de ſa couleur ? mais cette lymphe
aiant à s'*aeriſer* , ou à devenir air , à force de différents diamettres ou paſſoires ,
& de différentes *filiéres* qu'il lui faut pénétrer , pour s'affiner & ſe *ſpiritualiſer*
au point qu'elle devienne moins une matiére ſubſtancielle , qu'une vapeur maté-
rielle , ou une roſée ſpiritueuſe ou aerien-
ne ; faut-il prendre d'ailleurs les cauſes
du bien ou du mal eſtre qui arrive au
genre nerveux ? on ne peut donc s'en
prendre qu'à la maniere dont l'affectera
l'abondance ou le défaut , l'acreté ou
l'aigre , la legéreté ou l'apeſantiſſement
de ce ſuc qui doit l'imbiber , le nourrir & le traverſer , ſans néanmoins aucuné-
ment l'irriter , le géner , l'indiſpoſer , ou
le forcer par ſon paſſage.   Au

Au reste , Monſieur , ces foibles eſ-
d'étiologie tirées des nouvelles dé-
ⱶvertes , pour l'intelligence des mala-
es & de leurs cures , ſont de très-legers
échantillons de tout ce que l'on peut
puiſer dans ces ſources , & c'eſt pourquoi l'on ſe plaint ici ſi amérement des
omiſſions des fauteurs de la nouvelle
pratique , qui ont ainſi dérobé au progrès de la Medecine , tout ce qui pouvoit lui revenir de bon de leur part , ou
de leurs bons eſprits. Que ſi après cela
vous entendez , Monſieur , des plaintes
de quelques perſonnes prévenues contre
ce petit ouvrage , je vous ſuplie de vouloir bien leur dire avec moi , *ſi quid ſcrip-
tis admoneo , pro vobis facit , non contra
vos*, parce que je défends la cauſe qu'ils
doivent ſoutenir ; leur faiſant d'ailleurs
comprendre , qu'il ne méſſied pas entre
des gens de lettres , ſur tout parmi des
Chrétiens , de ramener par de ſolides raiſons & de juſtes preuves , ceux qui ſe
trompent , & par les mêmes moiens de
regagner ceux qui ſeroient opiniâtrement
attachés à leurs opinions. *Eruditis viris
dignius , & gregi chriſtiano utilius eſt ,
ſolidis rationibus & teſtimoniis , & docere
errantes , & vincere pertinaces.*

Mais enfin , Monſieur , pouſſant la
complai-

Eraſme.
Epiſt.64.
cent 3.

Epiſt.
82. ibid.

complaisance auſſi loin que pourroit l'ex-
xiger l'amour propre ; que ce ſoit , ſup-
poſons-le , un pur ſonge , ou une vrai
fiction , que tout ce qui eſt ici avancé
ſur une *nouvelle pratique* de Medecine ;
que ce ſoit ſi l'on veut un rêve ou une
imagination , qu'une telle Medecine e-
xiſte entre tels ou tels Medecins : qu'on
accorde ſeulement, que tout ce qui eſt
ici attribué à cette nouvelle pratique ,
iroit au deshonneur des Medecins , & à
la perte de la Medecine , n'en feroit-ce
point aſſez pour autoriſer toutes les réflexions que l'on communique ici, parce
qu'elles tiendront lieu de préſervatif contre la contagion d'une ſi pernicieuſe Medecine ? Que ſi cependant après cela il
s'aperçoit dans le monde Medecin une
pratique , qui ſe reconnoiſſe réellement
dans cette prétendue fiction , & qu'elle
n'y trouve de feint , de changé & de
manque que ſon nom , *mutato nomine de*
te fabula narratur ; mais alors ce ſera
moins au portrait qu'elle doit s'en prendre qu'à la réalité de la choſe. Au ſurplus qui que ſe ſoit n'étant ni nommé-
ment attaqué , ni déſigné , ce ſont de
ces vérités qui apartiennent aux choſes
ſans intereſſer les perſonnes. Mais quel
moniteur , dira-t-on , qu'un homme ,

une

une perſonne peut-être de rien , obſcure
du moins , & qui s'envelope dans ſon
obſcurité pour prendre la liberté de donner des avis à des gens plus élevés &
plus habiles que lui , le monde a-t-il
beſoin d'un tel moniteur ? à ceci, Mr.
répond le proverbe. *Non me ages moni-*
tore ? tamen ſæpe etiam eſt olitor valde
opportuna locutus. C'eſt que ſouvent un
homme , ce ſemble mépriſable par ſon
obſcurité , d'état , de mérite , ou de
condition , a ſouvent fourni d'heureux
expédiens. En effet , dit l'Ecriture ,
toute une ville étoit à la veille d'une ruine entiere , lorſqu'il ſe trouva un pauvre homme , dont les conſeils la tiré-
rent du danger preſſant où elle étoit.
Civitas.... & perfecta eſt obſidio , in-
ventuſque in ea vir pauper & ſapiens ,
& liberavit urbem per ſapientiam ſuam ,
& le ſervice de ce ſage pauvre fut oublié ,
& nullus deinceps recordatus eſt illius
pauperis. Croiez-vous , Monſieur , que
ceux qui gronderont contre ce petit ouvrage , s'en tiendront à oublier ſon Auteur ? peut-être au contraire par de ſour-
des imputations s'accorderont-ils à le
décrier. Mais quoiqu'ils faſſent , vous
comprenez comme moi, Monſieur, que
leur malignité tournera contre eux. *Sin*
agetis

Idem
Epit. 75,
cent 2.

Ecclef,
c. 9. v.
14.

agetis technis & callidis conspirationibus, omnia, crede mihi recident in adverfum. Ce n'eſt donc point, Monſieur, & je vous en ſuplie de le bien dire à tout le monde, ce n'eſt pas, dis-je, par un eſprit de critique, que l'on avertit ici le public, ni à deſſein d'inſulter par des reproches. L'on ne s'eſt propoſé que de ſe rendre utile ſans vouloir bleſſer perſonne. Enfin de pourvoir à une bonne conduite, dans la pratique de la Medecine, ſans d'autres vues que de veiller à la ſureté de la vie des hommes, ſans vouloir nuire à qui que ce ſoit. *Admonere voluimus, non mordere; prodeſſe, non lædere; conſulere moribus hominum, non officere.* Vous ſçavez d'ailleurs, Mr. qu'il n'eſt pas nouveau qu'on ſe ſoit donné la liberté de rélever des défauts publics qui alloient à la corruption du monde. Ce fut ſur un pareil ſujet que ſe rendit célébre un pareil ſçavant Grec; & par un ſemblable ouvrage s'eſt rendu immortel le Théophraſte de notre France. Il faut donc nous pardonner la liberté que nous prenons de faire remarquer les deſordres de la Medecine; juſqu'à ce qu'on les voie corrigés ou redreſſés par quelque perſonne habile & plus digne de ſe donner à connoître.

Au

Au furplus, Monfieur, je ne vou-
drois point que vous ni vos amis puif-
fiés me croire contraire à l'établiffement
des Académies, je conferve trop de ref-
pect & de reconnoiffance envers ces illuftres Compagnies, pour les décrier ;
mais j'en trouve jufqu'aujourd'hui affez
de formées pour perfectionner la Medecine, autant qu'il fera poffible. De plus
obfervant que ce n'eft point à faute, ou
par le manque de ces établiffements, que
le progrès de la Medecine a été retardé,
j'en trouve une caufe effentielle, mais
trop répandue parmi les Medecins. C'eft
que la plûpart font auffi peu d'ufage des
obfervations qui nous font venues par
ces Compagnies depuis la découverte de
la circulation du fang, que de celles que
nous tenions déja des-foins & par les recueils des anciens. Il me paroit donc naturel & neceffaire de commencer le travail pour la perfection de la Medecine,
par mettre à profit pour fa pratique tout
ce qui a été négligé dans les obfervateurs
anciens, pour ne rien laiffer derriere foi,
afin qu'après avoir épuifé tout ce qu'il
y a d'utile & d'acquis dans ces anciens
monuments, l'on fe trouve à portée d'entrer dans la recherche des obfervations
nouvelles, dont font remplies les livres &

S

les

les compilations des modernes jufqu'au tems où nous fommes. Alors venant auffi à moiffonner, & à faire la récolte des obfervations de nos fçavants modernes, l'on fera enfuite autorifé à demander de nouvelles Académies pour fupléer, fi le cas y échoit, à ce qui manqueroit à celles qui illuftrent aujourd'hui la Medecine dans tous les païs où elle eft en honneur. Cette revue des Auteurs feroit même bien propre à remettre la nouvelle pratique fur les voies de la bonne Medecine, & la rapeller aux loix de la méthode, car elle en a un grand befoin. Car il eft tel ce befoin, que l'on donne au public pour les grands Médecins capables de faire oublier les plus illuftres des fauteurs de la nouvelle pratique, qui ne craignent point d'ordonner de l'*acier* & des *cloportes* dans un crachement de fang habituel ; auffi quel fuccès ! de femblables praticiens feroient-ils dignes de délier les cordons des fouliers de nos anciens maîtres ?

En attendant donc, Monfieur, l'établiffement d'une nouvelle Académie, je ferois fi peu éloigné du goût de ces fortes d'établiffements, que je penferois que l'on pouroit dès à prefent y préluder en établiffant des études & des *conférences*

rences

rences Académiques. Ce seroit pour convenir entre habiles maîtres en Medecine, des remarques, des exemples & des observations que l'on tireroit de tous les Auteurs, pour en compofer des *mémoires Académiques;* & ces mémoires Académiques feroient des recueils qui feroient le précis de tout ce qu'un Medecin doit fçavoir, & de quoi il doit être prémuni pour fe conduire dans la pratique, avec toute la fureté qu'il compéte à l'ufage d'un art auffi difficile que celui de guérir les maladies. Il vous femblera fans doute, Monfieur, que ces idées font empruntées du projet que propofe Mr. *Baglivi,* pour l'érection de nouvelles Académies pratiques; cela eft vrai jufqu'à un certain point; mais il n'eft point deshonorant de s'aider des penfées d'un auffi fage Auteur. Cependant le plan que propofe ce zelé Promoteur du progrès de la Medecine, outre les immenfes partages qu'il renferme, & qui demanderoient qu'un nombre étonnant de Medecins facrifiât fon tems & fa fortune à un tel travail; ce plan, dis-je, renferme une difficulté très-grave, c'eft qu'il faudroit que quelque *Mecenas,* auffi magnanime qu'opulent, fe mit à la tête d'un tel projet. Or penfez-vous, Mon-

     fieur,

fleur ; qu'un tel bienfaicteur fe trouve aifément, *ad hæc quis tàm idoneus ?* ces difficultés s'évanouiffent prefque dans le deffein des études, ou conférences, & des *mémoires Académiques*. Car des Facultés célébres de Medecine pourroient diriger ce travail, & ce travail pourroit réfulter des études que chacun de leurs Docteurs feroient en particulier dans leurs cabinets. Pour cela chacun raporteroit, tous les mois, par exemple, en Faculté, quelques remarques qu'il auroit faites fur les livres effentiels à la profeffion, & ce feroit des matériaux pour le fond des mémoires Académiques. Ces mémoires feroient rédigés par une bonne plume, & on les donneroit d'années en années au public, ou en des tems convenus. Rien paroit-il plus propre à former la pratique des Medecins ? car ils fe mettroient continuellement devant les yeux des modéles & des exemples pour fe conduire, qui auroient fait la fureté des fuccès de la pratique des grands Medecins ; & ce feroit ces fuccès que ces exemples feroient connoître à tous ceux qui viendroient dans la fuite.

Plufieurs utiles moiens fe préfentent pour faciliter cet ouvrage, tant dans fon exécution, que pour fon achévement ou

sa consommation. Car 1°. ce travail seroit partagé entre dix Docteurs qui ne
travailleroient pas tous le même morceau
qui entreroit dans les *mémoires Académiques* ; ainsi l'un travailleroit sur une
maladie & l'autre sur une différente, &
cela diminueroit infiniment le travail que
coûteroit tout l'ouvrage , s'il étoit fait
par un seul. 2°. Ce seroit encore une tâche particuliere prise sur une seule sorte
de maladie donnée à chaque Docteur ,
suivant laquelle il auroit à écrire ; l'un
sur les *maladies de la tête* , par exemple ,
l'autre sur des *maladies de la poitrine* ,
l'un sur les maladies des femmes , l'autre
sur celles des enfants , & des vieillards ;
& ainsi de toutes les différentes parties
de la Medécine. 3°. Chaque Docteur
ne seroit pas obligé de fournir tout à la
fois , ou tout entier le mémoire Aca-
démique que l'on donneroit chaque an-
née ; de sorte que chaque mémoire seroit composé des observations particulieres que chaque Docteur fourniroit de
tems en tems dans les conférences Académiques , & dans l'an , sur la maladie
qu'il auroit à traiter. 4°. Ce ne seroit
point des dissertations en forme qu'il lui
faudroit composer sur chaque observation , ni des Etiologies étudiées ; mais

S 2

suivant

fuivant l'avis fi expéditif & fi raifonnable de Mr. *Baglivi*, l'on écriroit fes obfervations en ftile *aphoriftique*, fans fe contraindre à donner une fuite ou une liaifon entre les obfervations ; car les tranfitions ne fe prefentant pas toujours nâturellement, elles coûteroient beaucoup de peine & de tems à un Auteur. 5°. Il ne faudroit pas aporter en entier l'hiftoire de la maladie, ou du fond dont l'obfer-vation feroit extraite ; il fuffiroit après en avoir donné un petit précis, de citer exactement le nom de l'Auteur, & l'en-droit de fon ouvrage dont l'on auroit tiré l'obfervation pratique que l'on don-neroit. 6°. Et c'eft encore une réfléxion de Mr. *Baglivi* ; l'on ne perdroit pas fon téms à chercher des termes ou des tours élégants, ou de la plus pure lati-nité ; une diction fimple, nette, non embarraffée, en termes clairs, fans être barbares, ni groffiers, fuffiroit pour fe faire entendre.

A ces facilités fe joindroient celles-ci, chacun des dix Docteurs fe trouveroit aidé d'ailleurs & d'avance, parce qu'enfin chacun ayant fait des études des meil-leurs Auteurs, trouveroit dans fes porte-feuilles, ou marqué dans les livres qu'il auroit lû pendant fa vie, les matériaux

&

& les endroits, d'où il tireroit, comme
sur le champ, les observations qu'il auroit à fournir. Il pouroit même se faire
aider par d'autres Docteurs de sa Compagnie, lesquels contribueroient volon-
tairement quelques morceaux pris des
remarques qu'ils auroient ramassées dans
les Auteurs à mesure qu'ils les auróient
lûs. Mais ce qui contribueroit merveil-
leusement au nombre & à l'abondance
des observations, ce seroit d'interresser
tous les Sçavants, sur tout les praticiens
en Medecine, répandus dans les Provinces, & dans les païs Etrangers, à communiquer à la Faculté qui travailleroit
aux *mémoires Academiques*, les remarques qu'ils auroient aussi faites dans le
cours de leurs lectures. Car il n'est guéres de Medecin curieux dans sa profession, qui n'ait dans son cabinet un recueil d'extraits, qui est comme le reper-
toire, l'arsenal ou le mémorial de tout
ce qu'il a jamais remarqué dans les Auteurs. Ceci s'exécuteroit par un simple
avis que l'on mettroit dans les Journaux
ou nouvelles Littéraires publiques, par
où l'on inviteroit les Medecins de tout
Païs, à envoyer les réfléxions pratiques,
ou semblables observations qu'ils auroient
tirées des bons Auteurs. Car ce ne se-

roit

roit pas des obfervations de leur façon
qu'on leur demanderoit encore , ce feroit dans la fuite la matiere d'autres
mémoires Académiques. La Faculté donc
qui recevroit fur chaque matiere qu'elle
auroit défignée , & renouvellée tous les
ans dans un nouvel avis inféré dans les
Journaux , les remarques qui lui viendroient des Provinces , en feroit la répartition entre les dix Docteurs choifis
pour le travail des *memoires Académiques.*

Mais dans les moiens qui vont à faciliter l'execution de ce travail , il ne faut
pas en omettre le plus important , qui
manque cependant à la plûpart des obfervations que nous avons dans nos livres. Il confiftera ce moien à bien marquer les circonftances de la maladie dont
eft queftion , pour bien juger du fuccès
des remédes dont l'on donnera l'ufage &
l'hiftoire. Ainfi l'on fpécifiera le tems
de la maladie , le régime du malade , la
nature des fymptomes , les remédes que
l'on aura emploié , leur forme , leur
quantité , &c. afin que non-feulement
un Medecin fache ce qui a guéri un malade , mais dans quel tems de la maladie ,
devant & après quels autres remédes ,
dans quel régime étoit le malade , quand
le

le reméde, qui l'aura guéri, a été donné. Car l'on fçait en pratique quelle difference aporte au fuccès d'un reméde, telle ou telle maniere de vie du malade; de forte qu'un même reméde qui aura guéri en n'ufant que de bouillons plus ou moins forts, & de tifanne fimple non médicamenteufe, manquera de fuccès dans un autre malade, qui boira du vin & mangera de la viande, ou qui ufera de nourritures fucculentes ; tout de même que l'on a obfervé, que l'*Ipéca-cuanha* qui réuffit fi ordihairement fur la fin des diffenteries, avance quelquefois la mort étant donné prématurément. Tous ces détails, ou femblables manquent à la plûpart des obfervations qui nous reftent, auffi ne fe trouvent-elles bien certaines dans l'ufage ordinaire, qu'à caufe que le Medecin qui les fuit en pratique, fera garder à fon malade un régime different de celui que gardoit le malade fur qui s'eft faite l'obfervation. Cependant ces fortes d'omiffions font les caufes de tant d'infidélités que l'on éprouve dans des remédes qui font donnés par de bons Auteurs en de certaines maladies.

Vous comprenez donc, Mr. que ce feroient des établiffements utiles que ceux

des

des *études Académiques* , parce qu'ils feroient bien moins pour le fafte & pour
la parade que pour l'avantage effectif
du progrès de la pratique en Medecine.
Sans titres pompeux donc ce feroit des
fociétés de gens élevés dans l'exercice de
la profeffion , dont les mémoires étant
tout à la fois des leçons mortes & vi-
vantes de pratique , & toujours fubfif-
tantes , deviendroient comme le *code* des
loix en Medecine , & comme les regi-
tres de fes réglemens , ou les archives de
fes ordonnances , qui obligeroient tous
les jeunes Medecins à s'y conformer.
Dira-t-on que c'eft mettre la Medecine
en tutelle , ou fous le joug ? le fruit que
les praticiens en retireroient par le fuccès
de leurs cures , leur rendroit ce joug ai-
mable ; ce feroit même une voie de fûreté & de juftification pour eux , parce
que fe trouvant guidés par des régles
d'ufage , qui auroient été celles qui ont
honnoré la Medecine des fiécles paffés ,
ce feroit d'après l'ufage , qu'ils tiendroient
les cas de maladies, les tems & les occafions , ou , par exemple, la faignée du
bras a été ordinairement emploiée , ou
celle du pied a été quelquefois permife,
& jufqu'où l'on peut pouffer l'un ou
l'autre de ces remédes pour le bien des
mala-

malades, sans interresser leur santé, ni pour le present, ni pour l'avenir. Il en seroit de même de la *Purgation* & de l'*Emétique.* Avertis enfin par les précautions qu'*Hipocrate* recommande pour l'usage des *Ellebores*, & par tant de soins & de choix pour les tems, & les differences des maladies dans l'usage des *Elleborismes*, & de tous les remédes violens (*draftica*) ils sçauroient avec quel ménagement il faut manier les *Emétiques antimoniaux*, & tous les *purgatifs*, quels qu'ils soient, dans les maladies aigues. Il en seroit de même de tous les remédes ; de sorte que les jeunes Medecins aprendroient à ne les emploier qu'avec raison & autorisation.

Mais pour assurer un si grand bien à la Medecine, il faudroit encore qu'il fut convenu entre les dix Docteurs, de se renfermer uniquement pour faire leurs extraits, dans les Auteurs qui sont reconnus pour praticiens distingués, & avoués tels dans le monde Medecin. Le concert seroit très-utile ; & par la même précaution, leur travail se trouveroit d'autant abregé qu'il seroit renfermé dans un nombre médiocre de livres, dans lesquels seuls chacun prendroit les observations, les régles, & les avis des grands maîtres

par

par raport aux maladies, sur lesquelles chacun deux s'emploieroit. Ce seroit, par exemple, *Hippocrate*, *Galien*, *Aretée*, *Celse*, *Cælius Aurelianus* : quelques Grecs depuis *Galien*, comme *Paul Ægine*, *Ætius*, *Tralien*; puis les Arabes, *Avicenne*, *Rhases*, *Albucasis*; viendroient ensuite les praticiens du moien âge, où se trouvent tous les praticiens fameux en tout Païs, particuliérement les *Baillous*, *Fernel*, *Duret*, *Hollier*, *Hautin*, tous Maîtres de l'Ecole de Paris ; *Zacutus*, *Forestus*, *Valesius*, *Mercurial*, *Plater*, *Heurnius*, & semblables Auteurs renommés en pratique : suivroient enfin les illustres modernes praticiens, comme *Sylvius* d'*Hollande*, *Vuillis*, *Etmuller*, *Baglivi*, *Morton*, *Sydenham*, de *Moor*, *Boerhave*, *Hoffman*, *Stalh*, &c. toutes sources où chacun prendroit des régles, des observations, des remédes, & des loix de conduite pour ne rien faire en Medecine sans y être légitimement autorisé.

Croiez-vous, Mr. que l'on put s'attendre à tant & de si prompts secours pour des besoins aussi urgents que ceux de la Medecine de nos jours, de l'établissement de quelque Académie ? ne seroit-ce pas même encore fomenter, si on ofe le dire, la non-chalance où font reftés tant de praticiens au milieu de tant d'établiffements femblables, tous fçavants certainement, & capables d'enrichir la Medecine de mille connoiffances. Car toutes prefque ne font-elles pas tombées dans le non-ufage, fans rien valoir de plus à bien des Medecins, que le fafte & la vanité que les jeunes praticiens en ont tiré, en les publiant dans le monde pour s'en faire honneur, fans les faire entrer pour rien dans leur pratique. Cependant un double befoin preffe aujourd'hui, l'un d'avancer le progrès de la pratique, l'autre d'arrêter celui de la licence, du defordre, & du Brigandage qui annoncent prochainement le dépériffement manifefte, ou l'entiere décadence de la Medecine. Il eft vrai, Mr. qu'on ne le penferoit pas à en juger par le luftre & la parure des Medecins ; mais tandis que leurs habits font tous replandiffants d'or & de foie, la robe de la Medecine tombe en *loques*, tant eft vrai de la Medecine ce qu'un faint Prêtre répondit à un faint Evêque, que l'or n'a point édifié l'Eglife, mais qu'il la détruit, *Ecclefiam auro non ftrui, fed potius deftrui.* Or c'eft à tous ces égards que les études Academiques, paroiffent

T

pré-

préférables à l'établiffement de nouvelles Académies. Car l'on y voit d'un feul coup d'œil le renouvellement des études en Medecine, qui y rapelleroit le goût qui y tombe, d'une érudition littéraire, fçavante & utile ; parce que les efprits s'excitant à l'envie, s'efforceroient tous à fournir quelque chofe du leur, pour groffir les *mémoires Académiques* ; & par-là fe répandroit par tout, particuliérement dans le monde Medecin naiffant, ou dans les efprits de la jeuneffe en Medecine, la noble émulation de s'inftruire foi-même, & d'être utile au bien public pour la confervation de la fanté & de la vie des hommes ; la vûe précife, & l'unique but qu'il faut avoir dans l'établiffement des compagnies Académiques médicinales. Car ce ne feroit point uniquement des obfervations, des faits & des remarques de pratique que fourniroient les mémoires Académiques ; mais encore ils feroient vivre ou revivre de bons remédes, qui font répandus, mais reftés négligés dans les Auteurs ; & c'eft en quoi ces mémoires entreroient parfaitement dans les vûes de nos jeunes praticiens qui crient après des remédes, prétendant qu'ils les trouvent, difentils, manquer à l'ufage de la Medecine.

Mais

Mais ils feroient parfaitement fatisfaits
de la riche moiffon que leur feroient les
études Académiques. Pour cela donc quelques-uns des dix Docteurs feroient char-
gés de recueillir dans les Botaniftes furtout, & encore dans les praticiens, quantité de plantes, dont ces Auteurs attef-
tent, non-feulement les grandes vertus,
(car c'eft le langage banal de la plûpart
des Botaniftes,) mais les fuccès qu'ils en
auront tirés & vûs ; toutes plantes cependant qui ne fe font point produites,
ni autorifées dans l'ufage ordinaire de la
Medecine. Il en feroit de même des remédes *chimiques*, tous vantés auffi hautement dans les livres de leurs Auteurs,
& fur lefquels on ne doit pas abfolument
fe fermer. Ce n'eft donc pas qu'il faille
en croire les *Botaniftes*, ni les *Chymiftes*,
fur toutes les merveilles qu'ils difent les
uns de leurs plantes, les autres de leurs
préparations, de leurs *procédés*, & de
leurs *diftillations*. Mais ces fages Docteurs ne fuivant dans les Auteurs que les
fuccès & les experiences alléguées par les
uns & par les autres, ou ce qui feroit
mieux, obfervées par eux-mêmes, ou
par leurs foins, ils rendroient compte au
public Medecin, de ce qu'ils auroient
trouvé de moins incertain fur tout cela ;

ce feroit le moien d'avertir du moins les praticiens, que telles ou telles plantes, tels ou tels remédes chimiques, ont une jufte réputation de guérir, & bien fondée, lors fur tout que cette réputation feroit apuiée du jugement, de la bonne foi, & de la fcience de quelque Auteur choifi & praticien. C'eft que, pour le dire en paffant, la tête d'un Medecin doit être comme meublée de tout ce qu'il y a de remedes dans l'un & l'autre pharmacie, non pour les mettre tous en ufage, mais pour fçavoir, que puifqu'il y a de grands praticiens qui s'en font fervis utilement, il eft donc des occafions où chacun de ces remédes aura trouvé fa place. Ainfi ce fera une leçon à tous les praticiens pour étudier & chercher cette place & cette occafion, afin de mettre & faire entrer dans le courant de la Medecine, des plantes, & des remedes qui ont été reconnus fpécialement propres à telle ou telle maladie, tel ou tel tempérament. Ce fera encore le moien de ne plus voir ou entendre que la même chanfon dans les ordonnances des Medecins, qui n'ont jamais avec le *Kermés*, le *Tartre émétique*, le *Lilium*, que les mêmes *amers*.

Le travail feroit immenfe, s'il falloit
feuil-

feuilleter tout ce qu'il y a de *Botaniftes.*
Mais outre que tous ne fe font pas apliqués particuliérement à l'étude expéri-
mentale des plantes propres fpécialement
à certaines maladies , qu'aucontraire la
plûpart fe font contentés de marquer en
général , & fouvent fur des raifons prifes de l'analogifme , les vertus de toutes
les plantes qu'ils d'écrivent. L'ouvrage
excellent de Mr. *Raius* abrégeroit beaucoup la peine , quand ce ne feroit qu'en
indiquant les Auteurs qui ont obfervé
les vertus particulieres de certaines plantes. Mr. *Boyle* a auffi donné un recueil
de *fpécifiques* , qui a bien fon mérite.
Tragus entre dans des détails fur les plantes éprouvées dans la campagne qui mé-
ritent de l'attention. Le *Pauli Botani-
cum quadripartitum* , feroit encore d'un
merveilleux fecours ; le tout fans omettre ce que renferment là-deſſus les extraits des Journaux d'Allemagne dans
le *Medicina feptentrionalis.* Enfin ce qui
eft répandu de ces fortes de plantes dans
le *Polyafthes.* Car c'eft un abregé de
toutes les maladies & de quantité de remédes de toutes les fortes, lefquels par
un triage fait par d'habiles mains , pouroient fe placer pour la cure des maladies.
Enfin fans négliger tant de bonnes chofes

T 3   répan-

répandues là - deffus dans la pratique
d'*Ettmuller* , dans celles de Mrs. *Freder* ,
Hoffman , *Stalh* , & de leurs Ecoles ; car
on n'y néglige point les plantes. Reftent
les remedes chimiques dont il faut auffi
faire un choix , pour en ménager l'ufage , parce qu'en effet il s'en trouve de
très-utiles. On les a tous renfermés , ou
pour la plûpart en affez peu de volumes ,
dont les principaux font de Mr. *Lemeri*
le pere , *Vuedelius* , *Rolfincius* , *Billichius* ,
Juncken , *Juncker* , &c. Mais ce qui abrégeroit le plus tout ce travail , ce feroit un
triage fait des drogues chimiques fur celui qu'en a donné le célébre *Ludovicus*
qui s'eft diftingué par l'abatis qu'il en
a fait , en rejettant une étonnante multitude.

Par ces moiens , Mr. fans en venir
encore à celui de l'établiffement d'une
nouvelle Académie , l'on fortiroit la
Medecine du *Brigandage* qui la deshonnore , & de l'*empirifme* moderne qui
l'avilit ; & au contraire rentrant dans les
régles de la difcipline , en fe remettant
fous les loix de la nature & de l'obfervation , on la verroit réfleurir ; elle en
honneur , & les malades ou leurs vies en
fureté.

Refte cependant une difficulté à lever ,
&

& certes la plus mal aifée, car elle feule pouroit faire tomber tous ces projets de réforme. C'eft celle de trouver des fonds, qui puiffent fournir aux frais, aufquels engageroient néceffairement *ces études ou conferences Académiques.* Car enfin ce font au moins dix Docteurs qui auront à donner leur tems, & leurs peines, aux dépens de leur fortune, puifqu'ils feroient obligés de fe dérober fouvent aux occafions de voir des malades, pour fe renfermer dans leurs cabinets, & encore pour vaquer aux affemblées ou conférences régulieres qu'il leur faudroit faire, pour s'entendre propofer, & fournir chacun fa tâche, pour la compofition des *mémoires Académiques.* Cette difficulté eft certainement la plus grave, puifqu'elle laiffe apercevoir un manque prefque d'expédient, ce qui feroit capable d'en faire perdre l'envie, ou d'en faire tomber le deffein. Mais, Mr. cette difficulté eft-elle ou propre, ou particuliere à ce projet des *études Académiques*? ne feroit-elle pas la même, & peut-être beaucoup plus confidérable pour l'établiffement d'une nouvelle Académie? car ce feroit au moins vingt ou trente Docteurs qu'il faudroit choifir pour en être les membres; il faudroit auffi trouver

une

une place ou un lieu, où s'affemblaffent ces vingt ou trente Docteurs. Les emploieroit-on au travail qui leur feroit impofé, fans leur fournir des honoraires, & des honoraires qui répondiffent à la diftinction d'un tel établiffement, & aux exemples d'autres Académies déja établies avec des émolumens ou des honoraires très-confidérables. Le projet des *études Académiques* n'engagera certainement pas à une dépenfe fi confidérable, puifque pour l'executer il ne faudroit que dix Docteurs, & l'on va les trouver déja en place & en habitude d'étudier ces matieres, & en les étudiant accoutumés à ramaffer des obfervations. Ce font d'ailleurs des perfonnss attachées à des compagnies de Medecine pratique, qui ont leurs Ecoles & leurs lieux d'affemblées. Cela, Mr. ne diminue-t-il pas d'autant la difficulté qui eft commune avec l'établiffement d'une nouvelle Académie, avec cette différence, que ces avances manquent à l'établiffement de cette nouvelle Académie ? Ajoutez à ceci, Mr. qu'il fe trouve une telle Compagnie, où l'honneur de la profeffion, l'amour du bien public, l'étude pour le grogrès de la Medecine a diftingué dans tous les tems les Docteurs qui la compofent ;

pofent ; ne voilà-ce point une avance
finguliérement marquée ; ce femble , pour
l'exécution d'un projet comme celui des
études Académiques ? fur tout fi de femblables Medecins fans s'être jamais rendus les efclaves de la fortune , font élevés & accoutumés aux manieres d'honneur & de générofité , pour peu qu'on
leur faffe trouver de quoi foutenir a-
vec quelque dignité l'honneur de la
Medecine , & d'en foutenir avec décence l'exercice , à l'avantage du public.

Mais ce portrait d'une telle compagnie
eft-il de pure imagination ? feroit-il même flatté en le prenant dans la Faculté de
Medecine de Paris , toujours prompte &
facile , en fe livrant au bien , pour fe
donner toute à l'honneur & au progrès
de la profeffion. Supofons donc , s'il vous
plaît , Monfieur , par exemple , que l'on
prenne cette Faculté pour l'éxécution de
ce projet ; fera-ce pour elle une difficulté de trouver dix Docteurs parmi tout
ce qu'elle a d'habiles gens , qui accep-
teroient d'entrer dans ce projet ? fera-ce ,
me demanderez-vous , Monfieur , gratui-
tement & fans aucun honoraire ? oui ,
Monfieur , certainement (car je ne crain-
drois pas de trop prendre en ceci fur eux)
fi vous pouvez auffi imaginer que la
nouvelle

nouvelle Académie , que l'on demande
avec tant d'empreſſement , puiſſe trouver vingt ou trente Medecins qui ſe
donnent *gratis* pour la deſſervir ; cette
difficulté eſt donc la même pour les
deux projets. Mais faut-il donc ſe rebu-
ter par ce que des commencemens ſem-
bleroient comme inſurmontables en aparence ? au contraire il eſt notoire qu'il
y a peu d'établiſſemens , parmi même
ceux qui font les plus grands , ou les plus
illuſtres , qui n'aient commencé difficile-
ment ou par très-peu de choſe , *nulla res
egregia , niſi difficilibus initiis nata eſt.*
D'où en effet prit naiſſance l'Empire
Romain , lequel a ſubjugué tout le monde ; ainſi , Monſieur , (quoique ſans
faire de ſemblable comparaiſon) dans la
conjonĉture preſente , il ſuffit qu'une en-
treprise ſoit conforme aux loix des bonnes mœurs , du bien public & de la Religion , pour s'encourager à y entrer.
Des Chrétiens ſur tout ſont accoutumés à
voir l'inviſible en toutes choſes , c'eſt-à-
dire Dieu même , qui s'envelope pour
ainſi dire dans les nuages de la Providence , lequel réglant les événements de ce
monde pour la gloire de ſon nom , &
l'avantage de ceux qui lui conſacrent
leurs vues , répand ſes Bénédiĉtions ſur
leurs

leurs entreprifes. Suivant donc ces idées, Monfieur, nous avons le même fonde-ment d'efpérance, que ceux qui deman-dent des Académies. La Providence leur laiffoit entrevoir un *Mecenas* dans leur Souverain ; mais le bras de Dieu n'étant pas racourci, il ne nous ferme point fur la même efpérance. Il peut faire naître, quand fa fageffe le voudra quelque gé-néreux bienfaiéteur qui favorife une telle entreprife. Mais en attendant, Monfieur, que la Providence s'explique jufqu'à ce point, eft-il déraifonnable de penfer qu'il pouroit fe faire en faveur d'un fi utile deffein ce que l'on voit éxécuté en pa-reil cas par d'illuftres fçavants, qui fe font fait des héritiers de ceux pour qui ils ont fondé des établiffements, des chai-res & des bourfes. L'Angleterre s'eft il-luftrée de nos jours par de fi nobles mo-numents, puifque l'on y voit des Pro-feffeurs & des étudiants qui ne tiennent aujourd'hui leurs fubfiftances, que des amples & magnifiques fondations faites par d'illuftres Phyficiens, Médecins, Géometres ou Aftronomes ; fans parler d'autres places créées par de femblables bienfaiéteurs pour la Théologie. Mais fans fortir de Paris, qui ignore que la plûpart des anciens Colléges qui y font

en

en fi grand nombre, ont commencé par
rien, tenant les biens dont ils jouiffent
uniquement de la générofité de leurs Fon-
dateurs. D'après ces exemples donc, Mr.
pour peu que d'ailleurs fe trouve déja
d'avance pour commencer l'utile établiffement des *études Académiques*, n'en fera-ce point affez pour encourager les Pro-
moteurs de cette bonne œuvre à la fuivre, après l'avoir entreprife.

S'il falloit prendre ces avances dans
quelque fond opulent, la chofe certes
deviendroit plus difficile, car peu de
Compagnies, tant richement fondées
fuffent-elles, pourroient y fuffire. Mais
s'il eft permis de fonder des efpérances
fur une fage œconomie, qui d'ailleurs a
fait fes preuves de générofité en ce genre, celle avec laquelle la Faculté de Paris a fçû fe maintenir avec honneur depuis fix cens ans, & s'accroître même,
toute dénuée qu'elle eft de fond, de revenus & de rentes : une telle œconomie
autorife notre confiance. Car quoique
non fondée, ni pour entretenir fes Pro-
feffeurs, ni pour fournir aux frais de fes
exercices, cours publics d'Anatomie,
de Chirurgie, Latine & Françoife, & de
Chymie, elle a trouvé dans le définté-
reffement de fes Profeffeurs, & dans fa
                              fageffe ?

fageſſe à ménager le peu de biens , & de
reſſources qu'elle a , le moien de ſortir
avec honneur des frais qu'il lui faut faire
tous les ans pour ces entrepriſes. Et voilà , Monſieur , le fond & l'avance que
l'on pouroit propoſer pour l'établiſſement
des études ou conférences Académiques.
Seroit-ce en incommodant une Compagnie de perſonnes qui ſe prétent de ſi
bonne grace au bien public & à l'honneur de leur profeſſion ? tant s'en faut ,
leurs intérêts ſont ceux de leurs amis ,
& en mon particulier pour vous l'avouer ,
Monſieur , j'y tiens trop d'inclination ,
& d'eſtime pour vouloir donner la moindre atteintes à leurs fortunes qui ne ſont
déja que trop médiocres , je ne prens
donc le plan que je propoſerai , ſur la
Faculté de Medecine de Paris , que parce que c'eſt ſur elle que j'ai pris déja des exemples. Je demande donc ſi
d'abord l'on ne pouroit point commencer
ces conférences en donnant chaque mois ,
c'eſt-à-dire à chaque aſſemblée , une cou-
ple de *jettons* à chacun des dix Docteurs ? ce qui ſeroit vingt-quatre *jettons*
pour chacun , pour chacun an , moins
certes pour leur ſervir de récompenſe
que d'un titre d'honneur. Au ſurplus
cependant la Faculté leur accorderoit le

V

même

même droit qu'à leur Doien & à leur ancien , c'eft le double de la petite rétribution qui revient à chaque Docteur pour fes *émolumens.* Cet avantage tout petit qu'il eft comparé au travail de ces dix Meſſieurs , vous paroîtra , Monſieur , une charge énorme pour toute la Compagnie ; mais voici le moien sûr de diminuer cette charge. Ce feroit que le Doien comptât toujours douze Docteurs de plus qu'il n'y en auroit pour faire les répartitions des émoluments , & par cette précaution le double accordé à ces douze Docteurs , ne porteroit aucun préjudice à tous les autres ; & pour cela il feroit reglé que chaque *Candidat & Bachelier* , paieroit à proportion des douze Docteurs furnuméraires. Ce feroit , dira-t-on , augmenter les frais de la réception & du Doctorat de ceux qui entreroient dans la Faculté. Mais outre que ces jeunes Meſſieurs travailleroient en cela pour eux-mêmes , la crue de la dépenfe qui leur feroit impofée , n'iroit pas à un intérêt fi confidérable , qu'il fallut le mettre en paralelle avec le bien & l'avantage qui en reviendroit au public par le miniſtére d'une Compagnie dont ils deviendroient les membres. Ce feroit d'ailleurs les dreffer de bonne heure à des fenti-
ments

ments d'honneur, à la fage œconomie de
la Faculté dont ils deviennent les enfants ;
& par là rendre héréditaire dans la poftérité la vertu de fes peres, & la dignité
avec laquelle ils ont adminiftré les befoins & les fonctions de leur Compagnie.
Car plufieurs Facultés ont des coffres,
où font tenus fous la clef leurs revenus
ou leurs revenans bons. Mais la Faculté
de Paris, fûre de la nobleffe des fentimens de fes Docteurs, les a tous rendus
gardiens des petits fecours qui lui viennent, pour être les dépofitaires des reffources dont elle auroit befoin, pour en
aider, par exemple, ceux de fes Docteurs
ou celles de leurs veuves qui feroient
tombées dans l'infortune. Dans ces vues
donc elle met entre les mains de chaque
Docteur de quoi fubvenir quand ils en
feront avertis aux frais de la Faculté, en
leur partageant, à ces conditions tacites,
mais toujours fures & fidéles, l'argent
des *Candidats* & des *Bacheliers*, que la
Providence lui envoie ; car elle le fait en
grand nombre même de tems en tems,
& en certaines conjonctures connues pour
la fecourir en certains befoins, & d'autant plus que l'injuftice des hommes &
l'ambition effaieroit de l'oprimer. Voilà,
Monfieur, les avances fur lefquelles pou-

roient fe commencer les *études Acadé-*
miques. Mais je m'arrête-là , Monfieur ,
fans pouffer mes vues plus loin ; fçachant
avec combien de réferve fe doivent hazarder les penfées des hommes , *cogitatio-*
nes enim mortalium funt timidæ , & combien font bornés nos prévoiances , *& in-*
certæ providentiæ noftræ : jufqu'à ce qu'il
s'éléve quelque Prophête zelé qui ouvre
de nouveaux jours fur cet établiffement ,
Donec furgat propheta fidelis ut fit dux ,
qui fe mette à la tête de ce deffein : hé
que fçait-on ? peut-être quelque Prince de
l'Eglife , quelque Eccléfiaftique élevé
en dignité & qui aime les fciences , *do-*
nec furgat facerdos doctus atque perfectus ,
& en effet qui a élevé aux *pauvres de*
Sorbonne (car c'eft ainfi qu'on apelloit
les *Sorbonniftes* dans leur origine) ces
fomptueux édifices , avec d'amples revenus ? finon un célébre Cardinal. A qui
les *Nations* de l'Europe font-elles rede-
vables du magnifique hofpice qui porte
leur nom , qu'à un autre Cardinal ? enfin l'on fçait que c'en étoit encore un *
qui fe prétoit au deffein qu'on lui inf-
piroit de rétablir les Ecoles de Medecine , pour lefquelles il concevoit de la
bonté. Ainfi , Monfieur , fonderions-
nous fi mal nos efpérances fur quelque
événe-

événement femblable de la Providence ?
feroit-ce même de pures imaginations
dont on fe flatteroit en tout ceci, puifque cette providence s'explique tous les
jours par des gratifications qu'elle procure à des Colléges ? La Faculté de
Medecine de Paris feroit-elle exclue de
femblables diftinctions ? ce font des bé-
néfices fimples qui s'unniffent fouvent à
des Communautés ou à des Colléges,
& la chofe feroit-elle impoffible ou l'efpérance mal fondée, puifque ce feroit en
faveur d'une Faculté qui eft chargée de
l'inftruction des praticiens en Medecine,
fur qui repofent la vie & la fanté des
Princes & de tous les hommes. Dira-t-on,
Monfieur, que ces idées font auffi creu-
fes que celles de la *République de Platon* ? mais en ont-elles la vanité, & auffi
peu de fondement, puifqu'au contraire
elles font autorifées par des exemples auffi
réels que les établiffemens qui s'en font
enfuivis font fubfiftants ? portent-elles à
l'inhumanité de Platon, qui ne vouloit pas fouffrir d'*incurables* dans fa *République*, au lieu que par toutes ces réflexions, & dans les vues de l'établiffement qu'elles propofent, l'on voudroit
porter la Medecine à un tel point de
perfection, qu'elle ne trouvât aucune ma-

V 3 ladie

ladie incurable. Enfin , dira-t-on , Mr.
que tous ces avis font inutiles, que l'on
n'y aura aucun égard , qu'ils feront même
méprifés ? mais eft-ce donc qu'il faudroit fe taire , parce qu'on ne feroit pas
écouté ? Pour moi, Monfieur , je penfe
au contraire qu'il eft toujours louable
d'avertir fouvent, quand bien même les
avertiffements ne feroient point écoutés.
*Denique qui fedulò monet , licet fruſtra
moneat , tamen hoc nomine collocandus
eſt , quod prodeſſe voluit.*

Je reviens parce que vous y revenez ,
Monfieur , au foupçon que vous aviez
pris , que l'auteur du Brigandage auroit
de la haine ou de l'averfion pour la chymie , vous vous renouvellez dans cette
apréhenfion , à l'occafion de ce qui vous
revient des leçons de chymie, le Profeffeur qui les fait autant habile que paf-
fionné Chymifte , vomit force injures
contre des perfonnes qu'il accufe de décrier la chymie. Cela , dites-vous , Mr.
pouroit bien regarder cet Auteur fans
le nommer ; & votre amitié pour moi
ne vous laiffe point indifférent pour ceux
que vous croiriez de mes amis. Mais ,
Monfieur , je fuis fûr que pour peu de
réfléxion que vous y aiez fait depuis ,
vous aurez compris que les termes defo-

bligeants,

bligeants , infultants même , qui coû-
tent ordinairement peu à ce Profeffeur ,
ne peuvent aucunement retomber fur la
perfonne à laquelle vous voudriez vous
intéreffer. Ce font des accufations qu'il
fonde fur ce que ces prétendus ennemis
de la chimie n'y entendent rien , parce
qu'ils n'y ont jamais travaillé. Mais
croiriez-vous , Mr. fur la parole d'un
Maçon , qui diroit que *Vitruve* , Mr.
Perault , &c. ne furent jamais Architec-
tes , parce qu'ils ne furent pas Maçons.
Fut-ce donc jamais , Mr. un motif d'accufation recevable en ce genre parmi des
Medecins, puifqu'il n'a jamais été d'u-
fage d'étudier la Medecine en affujettif-
fant les jeunes Medecins à travailler de
leurs mains en chimie. Ce zélateur donc
du manuel de cet art , auroit à juftifier
(& pouroit-il le faire) que cela fe foit
pratiqué, depuis même que la chimie a
été le plus en faveur dans les Ecoles de
Medecine. Ce fera donc fi l'on veut un
titre d'honneur qui apartiendra en propre à ce Profeffeur , lequel à ce compte
pour peu qu'il ait d'amour propre , pouroit prendre vanité d'être prefque le
feul digne Medecin chymifte. Auffi (fi
c'eft celui qu'on vous a nommé) eft-il
né dans le fein de la chymie , élevé fous

la

la main du plus sage de ses maîtres.
Mais qu'à la bonne heure il se réjouisse
& benisse la Providence de l'avoir fait
naître avec tant d'avantages , *gaudeant
bene nati.* Au surplus , seroit-ce une
raison de s'enorgueillir au-dessus & aux
dépens de tous les autres Medecins ?
Car autant qu'il est rare d'avoir un tel
pere en chymie , autant est-il rare que
les Medecins soient nés Chimistes en ce
sens , parce que peu sont entrés dans le
monde Medecin avec une telle avance.
Cependant toute glorieuse qu'elle est pour
ce Professeur , elle ne peut l'autoriser à
se croire tout seul instruit de la chymie
médicinale ; *Sennert* fut son introduc-
teur en Medecine , de sorte que lui le
premier la fit entrer dans ses études, pour
la concilier avec la bonne pratique.
Mais fut-il jamais artiste Chymiste ? a-
t-il été d'usage depuis lui jusqu'au tems
où nous sommes , que l'on ait apliqué
les Medecins au manuel de la chymie?
L'institution toute seule des leçons chymiques au Jardin du Roi ne donne point
cette idée , jamais elles ne furent établies
pour aprendre aux jeunes Medecins à
faire eux-mêmes des *distillations* ou d'autres opérations de chymie ; mais seulement pour leur faire connoître , & met-

tre

tre fous leurs yeux, çe en quoi confif-
tent les travaux chymiques, pour les mettre au fait de la compofition des remédes de chymie dont ils doivent être les
juges, comme ils doivent y être fur les
compofitions *galéniques*, pour juger de
l'ufage des uns & des autres. L'on a donc
toujours cru qu'un Medecin pouvoit ê-
tre Chymifte, fans avoir manœuvré auprès des fourneaux & parmi les feux de
la chymie. Il eft vrai que c'eft une ufage ordinaire que de jeunes Medecins
s'exercent à la diffection dans des cours
d'anatomie, qu'ils font fous les yeux des
grands Maîtres, mais jamais l'on ne vit
des cours de chymie exprès & ordinaires, où de jeunes Medecins donnaffent
leur tems à manier des *creufets* & des *cor-*
nues ; à moins que quelques vues particulieres n'engageaffent quelques particuliers à cet exercice. La raifon de cette différente conduite dans l'étude de la Medecine s'aperçoit aifément, par la feule
confidération de la nature de l'objet précis de la Medecine ; c'eft de bien connoître les loix naturelles, pour s'aprendre
à diftinguer en quoi confifte ce qu'*Hi-*
pacrate apelle la nature Medecine, ou la
guériffeufe nature, *natura medicatrix* ;
cet art medicinal, ce Medecin, ou cette
medecine

medecine domeſtique créé avec le corps
humain, &c ſur les loix de laquelle un
medecin doit ſe former & ſe mettre,
pour ſe dreſſer ſous ſes vues, & ne point
ſe fourvoïer en pratique. Or c'eſt dans
la ſtruſture des parties, dans leurs poſi-
tions, leurs ſituations, leurs raports, &
leurs liaiſons que ſe montre cet art merveilleux, ce méchaniſme créé, qui peint
aux yeux d'un jeune Medecin les intentions du Créateur, qui s'eſt fait le premier Auteur de la Medecine, & c'eſt
préciſément tout ce qui ſe découvre aux
yeux & entre les doigts de celui qui étudie la Medecine dans l'Anatomie, en
diſſéquant lui-même les parties, dont il
aura à diriger, à conſerver, ou à redreſſer les reſſorts, les fonſtions ou les puiſſances. De ſemblables connoiſſances ſi né-
neſſaires à ſon inſtruſtion, pouroient-
elles lui venir de l'examen, tel qu'il pût
le faire, des *mixtes* ſur leſquels travaille la
chymie ? l'étude qu'il en feroit dans ces
vues ne lui réuſſiroit point par deux raiſons ; la premiere, parce que ces *mixtes*
ne ſont point les dépoſitaires dès loix du
Créateur par raport à la guériſon des maladies, pour leſquelles il ne les a point
créées. En vain donc un jeune Medecin y
étudiroit il les raports que ces *mixtes* ren-
ferme-

fermeroient par raport à la ſtructure du corps humain. La ſeconde raiſon, c'eſt que tels que puſſent être ces raports, s'il étoit poſſible d'y en ſoupçonner ou d'en découvrir quelques-uns, ce ſeroient tous arrangemens de parties, toutes ſituations, toutes modifications que le feu de la chymie doit détruire, pour faire des remédes de ces *mixtes*. L'étude donc d'un jeune Medecin porteroit à faux é-tant ainſi apliquée à rechercher dans ces mixtes des loix de conduite pour la Me-decine, parce qu'elles y ſont auſſi peu exiſtantes, que le créateur les y a peu ou point renfermées. Car, Monſieur, ce n'eſt pas à ce ſujet finguliérement re-marquable, que parmi les hautes & tant multipliées connoiſſances, que l'écriture attribue au plus ſage des *Phyſiciens* d'a-lors (c'eſt le Roi de *Salomon*) éminem-ment éclairé de Dieu même, ſur les ſe-crets de la nature, il ne ſoit fait aucune mention des *mineraux*, tandis que ce ſa-ge par excellence, eſt ſi hautement loué pour la ſcience qu'il avoit de toutes les herbes, les plantes, les arbres propres à la guériſon de toutes les maladies. Ceci, Mr. pour le dire en paſſant, donne échec, ou une étrange entorſe au ſiſtéme pompeux des Chymiſtes, qui font de *Salomon* un

des

des principaux auteurs de la Chymie.
Rien donc de plus inutile à l'étude du
Medecin pour s'inftruire du fond & de
l'eflence de la Medecine , que d'examiner les *mixtes* dont les Chymiftes font
leurs remédes. Car au contraire rien ne le
mettroit tant hors de la voie de la nature qu'il a à fuivre dans l'exercice de fon
art , que de prendre dans des *mixtes* qui
doivent êtres changés par le feu , des
loix , des ordonnances ou des raports , qui
font fi peu faits en eux pour le corps
humain , qu'il faut les détruire pour les
mettre à portée d'y pouvoir fervir à fes
maladies.

Cependant il eft des occafions & des
tems où le feu , cet élément cruel s'a-
doucit , & tourne à bien. *Quodam tempore ignis manfuetatur.* Parce que toute
créature étant dépendante des ordres du
Créateur , elle y entre quand & comme
il le permet. C'eft ainfi que par le changement que le feu des Chymiftes aporte
dans l'ordre des parties des *mixtes* , il les
met en convenance avec la difpofition
morbifique où fe trouvent les parties du
corps humain dans l'état de maladie. Car
par cet état les parties étant forties de
l'ordre naturel , il eft poffible qu'elles fe
trouvent dans quelque raport avec l'arrangement

gement des parties que le feu des chymiftes aura fait dans des mixtes, & pour-
lors les voilà devenus matieres à remédes;
c'eft cette avanture qui a donné à la Medecine des drogues chymiques en qui l'on
a rencontré de bons fuccès. L'étude donc
de la Chymie pour un Medecin confifte
à s'apliquer à la recherche des préparations chymiques qui ont valu à la Medecine de ces fortes de réuffites. Mais
par là, Monfieur, vous voïez l'injuftice des plaintes du Profeffeur en Chymie,
fur lefquelles vous prenez l'allarme par
bonté pour vos amis. En effet un Medecin
peut être même grand Chymifte en ce
fens, fans avoir mis la main au travaux de
la Chymie, parce qu'il faut plus de ju-
dicaire, de réflexions & d'obfervations
dans la Medecine vraiment Chymique,
qu'aucune œuvre manuelle. La méditation
donc & l'ufage pris dans les grands Praticiens, en aprennent là-deffus, plus que
ne fait la *manipulation* des drogues, la
graduation des feux, & tout le fçavoir
faire des *grands arcanes* dans la boutique,
ou parmi les fourneaux des Chymiftes.

Sur quoi donc, Monfieur, fonne-t-on
l'allarme fi chaude dans des leçons publiques contre de prétendus ignorants en
Chymie, parce qu'ils n'y auront jamais

travaillé, puifqu'il peuvent fçavoir tout
ce qui eft néceffaire à la Medecine de la
part de cet art, fans s'être honni les
mains, ni peut-être l'imagination, par
des idées & des manieres d'une Medecine auffi groffiere qu'incertaine, aveugle
& dangereufe. En effet c'eft le fujet de la
douleur ou du gémiffement d'un des plus
grands Chymiftes * de nos jours, de ce
que le travail manuel de la Chymie, fe
trouvant dans les mains de tous les avanturiers, il avilit, rabaiffe ou deshonnore
cette profeffion. Mais ce n'eft pas le goût
des Medecins-Chymiftes de nos jours,
car depuis qu'un Moine leur a donné le
Kermès, leur drogue favorite, la dulci-
née des cœurs chymiques, on l'en croit
le bon faifeur, tandis qu'on prononce
les anatêmes d'ignorance en Chymie, fur
ceux qui fans avoir travaillé en Chymie,
ofent répandre quelques doutes fur les
vertus merveilleufes de ce précieux reméde. Car, Monfieur, il ne faut pas
prendre ici le change, tout Medecin ne
fût-il qu'un écolier ou un novice, fera
abfout ou préfervé de la note infamante
d'ignorance en Chymie, pourvû qu'auffi docile aux affurances d'un Frere Moine, qu'il eft lui-même voué à l'aveugle
obédience, ils emploient fur le pavé de
Paris

Paris le *Kermès* à toute main, & fans rai-
fonner, fur toute forte de perfonnes &
de maladies. Or rien prouve-t-il davantage l'ignorance de la Medecine dans
cette Chymie, que l'aveugle dévoue-
ment de tant de Medecins pour cette drogue, laquelle non-feulement ils n'ont pas
travaillée, mais encore qu'ils n'ont point
étudiée. Ainfi donc fuivant la maniere
de penfer du Profeffeur en queftion, ces
Medecins font des ignorants en Chymie,
& fuivant la maniere de penfer fainement
en Medecine, ce font des ignorants en
pratique.

C'eft qu'en effet fans avoir à mettre
la main à l'œuvre, un Medecin a befoin
d'une fcience particuliere, ou d'une apli-
cation la plus exacte pour ne fe pas trom-
per dans les remédes chymiques. Il doit
d'abord en démêler les meilleures préparations, pour en juger fi elles font dans les
regles de cet art, puifque fans y être ar-
tifan, il doit y être Docteur & Maître,
pour juger fi d'habiles mains auront pré-
paré les remédes dont il fera queftion.
Au furplus il ne peut furement s'en fier
à leurs vertus, qu'après les avoir vû fui-
vies & recommandées par un nombre fuffifant de bons Praticiens, parce que leurs
témoignages feront les certificats & les

 lettres

lettres de créance pour ces remédes, fur
lefquels ils font admis dans la bonne pratique,& pour cela ils doivent avoir par devers eux la méthode ou les regles d'ufage
& de précaution, pour être placées dans les
fortes & les tems de maladies, ou des gens
fages les auront pratiqué heureufement.
C'eſt ainſi que l'*antimoine* fe trouve furement adopté dans la bonne Medecine.
Car les Praticiens habiles & de bonne foi,
après avoir fait le difcernement de fes
meilleures préparations, ont marqué les
cas où elles conviennent, & les régles aufquelles elles font foumifes. Et c'eſt ainſi
que l'on a marché en affurance avec ce re-
doutable *minéral*. Car enfin un mixte
qui cache dans fon fein le plus mortel
poiſon, tel qu'eſt l'*arfenic*, dont l'on
avoue * que l'antimoine eſt originairement imprégné, avoit befoin de toutes
les précautions que la fageffe de la Medecine a prifes contre lui pour la fureté
de la vie des hommes. L'on n'auroit donc
eu garde de mêler dans le *Brigandage*
de la Medecine dans la nouvelle pratique
le *Tartre Emétique*, s'il s'y trouvoit em-
ploïé fuivant les regles qui lui ont été
juftement impofées, quand ce ne feroit
que parce qu'il eſt un formidable purgatif.

Mais

Pechlinus
de pur-
gant-
confpect.

Mais à plus forte raison, Monſieur, peut on raiſonnablement y tolérer l'uſage aveugle du *Kermès minéral?* car s'eſt-on aſſuré de la meilleure préparation de ce reméde? n'eſtoit-il pas équitable d'examiner préalablement ſi la préparation qu'en donne Mr. *Lémeri* le Pere n'auroit point été préférable à celle d'une main obſcure & inconnue, ſur la foi de laquelle on s'eſt livré à la licence de ce reméde au point qu'elle eſt aujourd'hui ; mais d'ailleurs dans quels Auteurs Medecins a-t-on pû étudier l'uſage de cette drogue? qui lui a donné des loix ou des regles pour être ſagement emploïée ? que penſer au contraire ſur ſon compte, en voïant donner ce fruit de la Chymie pour neveu ou arriere-neveu de Glaubert, en même tems qu'on le trouve ſi parfaitement oublié dans tous les Auteurs qui ſont venus depuis, quoi qu'ils aient reconnu toute l'habileté de ce célébre Chymiſte ? c'eſt donc comme un enfant perdu qui s'eſt retrouvé, ſans attaches de pere ni de mere, que celle d'un Officier de guerre, d'un Valet-de-Chambre, d'un Frere Chartreux ; & ſur d'auſſi pitoïables témoignages, l'on certifie à tout un public dans la nouvelle pratique, de la bonté de cette drogue, avec tant de confiance que

Y

l'on

l'on encouvre l'accufation d'ignorance en
Chymie , fi l'on s'explique naïvement
fur les doutes raifonnables que l'on a fur
elle. Je doute, Monfieur, que vous vou-
luffiez qu'on fe donnât dans le monde
pour moins Medecin, afin d'y paffer pour
meilleur Chymifte. Mais c'eft trop long-
tems vous tenir, Monfieur, dans la co-
hue ou le *Brigandage* de la Medecine, il
eft tems de vous en fortir avec moi, pour
enfin nous donner tréve fur les plaintes
qu'il mérite , ne fut-ce que pour pré-
cautionner la bonne Medecine & la vie
des malades.

Fin de la deuxiéme Partie.

LETTRE

APOLOGÉTIQUE,

TOUCHANT

LE BRIGANDAGE

DE LA MEDECINE.

Suspicione si quis errabit suâ,
Et rapiat ad se quod est commune omnium,
Stultè nudabit animi conscientiam:
Huic excusatum me velim nihilominus:
Neque enim notare singulos mens est mihi,
Verùm ipsam vitam & mores hominum ostendere.

Phædrus. Lib. 3. fabul. Æsop.

LETTRE
APOLOGETIQUE.

VOUS vouliez toujours, Monfieur, foupçonner quelque chofe d'exageré dans l'idée du Brigandage, vous la trouviez, ce vous fembloit, un peu trop chargée ; de forte que vous auriez gagé que perfonne ne s'en feroit offenfé, parce que perfonne ne s'y feroit reconnu, tant les chofes vous y paroiffoient peu reffemblantes à qui que ce put être. Mais vous auriez perdu, Monfieur, car un certain Medecin a cru fe voir dans une defcription (toute générale qu'elle eft) que fait du Brigandage de la medecine la premiere partie de ce petit Ouvrage ; un Medecin en velours & en hermine, dont-il y eft parlé, lui a paru fa veritable image. Vous étiez pourtant convenu avec moi, Monfieur, que je n'avois repréfenté perfonne en particulier ; & avec quel fcrupule n'avez-vous point été là-deffus au-devant des plus legers foupçons ? Seroit-ce donc que l'Auteur du Brigandage auroit attrapé le vrai d'un fujet, en le copiant fans y penfer. Car voici que ce Medecin à la

pre-

premiere lecture du Livre, mit tout son zéle en œuvre pour étoufer une ombre de ce qu'il croit tendre à porter la moindre atteinte à la venération qu'il croit dûe à ce qu'il protége, & qu'il soupçonne attaqué dans un Livret, où il se voit, ce lui semble, indignement personnifié. On dit qu'il s'est nommé lui-même. Mais respectant l'art dans l'ouvrier, l'on pense que c'est un homage dû à la Medecine, que de s'abstenir de répeter le nom d'un Medecin qui s'est deshonnoré lui-même. Car quoi de plus bas pour le cœur d'un homme de lettres? à sa vive & réiterée solicitation, on a saisi ce Livret chez un Libraire, qui l'avoit reçu d'Holande, & à qui il n'étoit point défendu de le debiter. Se fit-il autant de vacarme, lorsque tout un Parterre à la Comédie, trouva naturellement personnifié le Philosophe le plus célébre & le plus sçavant de son tems, c'est que Monsieur *Moliere* avoit si bien attrapé la maniere dont ce Philosophe, distrait là-dessus, portoit son chapeau singulierement chifonné, que tout le Parterre en voyant sur le Theâtre un personnage de Philosophe portant un semblable chapeau, en éclata de plus en reconnoissant que c'étoit la ressemblance

de

M. Rohault. Voyez la Vie de M. Moliere par M. Grimarets.

dé l'illuftre Monfieur *Rohault*. Il s'en
faut bien, certes, que notre Medecin fe
foit vû fi diftinctement caractérifé dans
le Livret du Brigandage. Car enfin le
velours qui, revêt aujourd'hui tant d'autres Medecins, & *l'hermine* fur le velours dont fe parent auffi les Chirurgiens
comme les Medecins, ne fait pas un titre
fingulier, ou une parure en propre à
aucun de ces Meffieurs. Au refte n'en
déplaife au Medecin, qui fe déclare fi
hautement le protecteur du Brigandage
de la Medecine, c'eft en fa perfonne
avoüer un coupable, *fatentem habemus
reum* : Et auffi voilà comme la paffion
fe trahit elle-même, & comment l'ini-
quité s'aggrave ; puifque c'eft ici moins
un furcroit qu'un furtout de preuves
pour la verité de ce que ce Livret d'é-
nonce au Public, que lé violent procédé
de ce zelateur de la nouvelle pratique.
Vous trouvez encore Mr. que l'on en
difoit trop fur le mépris avenir des loix,
que cette nouvelle maniere de traiter les
maladies alloit introduire en Médecine.
Mais le voilà bien prouvé ce mépris, par
la conduite que tient aujourd'hui ce
Docteur en Medecine dans une matiére
dé littérature medicinale. En effet celle
dés gens de lettres, nos peres, nos ayeux

& nos confreres, fut toujours de défendre leurs fentimens conteftés, la plume
à la main, pour convaincre d'erreur ou
de méprife, l'opinion de ceux qui fe
feroient fait leurs adverfaires. Mais ces
loix furent celles du vieux tems de la
Medecine, & le zelateur de la nouvelle
pratique ne fe croit point affujetti à
l'antiquité. La littérature a fes loix, &
felon fes loix, que le pauvre Libraire
perde fes exemplaires, fi on l'y condam-
ne, un feul échapé à l'orage lui fera des
vangeurs. Ce fera en interreffant tous les
gens de lettres, qui croiront la verité du
Brigandage, dès qu'ils verront qu'il eft
fi mal & fi iniquement prohibé par les
mains d'un Medecin qui n'employe
contre ce Livre, qu'une autorité furprife. Mais les yeux ne pouront-ils point
s'ouvrir fur l'injure & l'opreffion faite
à un Ouvrage de fcience, qui interreffe une difcipline publique, qui fe
trouve violée dans tous fes points. Car
infulter à un Ouvrage de pure fcience,
en le faifant fuprimer comme s'il étoit
indigne de voir le jour, priver toute la
Medecine du droit d'en juger, faire
perdre le bien d'un Libraire qui fe trouve
en régle, tout cela n'eft-il pas un vrai
Brigandage, qui veut en couvrir un
autre ?

autre ? tandis que le Public se croit obligé aux soins de la Librairie, lesquels lui procurent les Livres des Païs étrangers, ce patrimoine acquis à tous les gens d'études, & par où elle entretient un commerce autant utile que nécessaire entre les Nations pour l'instruction de tout le monde. Rien menace-t-il plus les gens de lettres d'une domination inoüie qu'entreprendroit sur eux à sa maniere ce protecteur du Brigandage ? Mais paroîtra-t-elle cette maniere, celle de gens qui se feroient familiarisés avec la douceur, l'humanité & les graces des Mufes ? Au contraire les éleves des Ecoles polissées par les Mufes, pourront-ils s'empêcher de croire la cause de ce zelateur de la nouvelle pratique, bien foible & bien mauvaise, puisqu'il ne combat pour la défendre qu'en fuïant à l'abri des Puissances, comme sous le gros canon des Forteresses ? mais ce ne sont pas celles dont se couvrent les gens de lettres. Il a beau dérober jusqu'à un certain point la connoissance d'un Livret, parce qu'il s'y croit désigné. La Hollande a ses exemplaires à l'abri de la faisie, & ce seroit comme autant d'actes de sommation faite à sa personne. Est-ce pour l'obliger à se disculper soi-même ? Vous

sçavez

sçavez, Mr. que ce n'est qu'à la doctrine qu'en veut l'Ouvrage du Brigandage.

Ce n'est donc que pour l'obliger ou à l'abjurer publiquement, dès qu'elle feule non lui, ni perfonne n'est fingulierement défigné, & cela en la juftifiant par de bonnes raifons, apuyées d'autant de fcience que de verité. Alors, Mr. on lui promet de s'impofer filence dès qu'ainfi il aura pourvû à la fûreté de la vie des hommes, en faifant connoître que l'on s'est trompé fur la doctrine de la nouvelle pratique. Après cela vous conviendrez, Mr. parce que vous en ferez perfuadé, que l'idée du Brigandage n'est ni imaginée, ni trop chargée dans le Livret qui la dévélope; puifque les confequences de cette Medecine, qui vont fe démontrer dans la partie fuivante de cet Ouvrage, fe manifeftent par la violence que vient de faire ce Medecin couroucé contre le debit du traité du *Brigandage.* Ce Livret ne porte cependant préjudice ni à perfonne en particulier, ni à la Religion, ni à l'Etat, ni à la Police, ou aux bonnes mœurs. Car c'est la plus infenfée des calomnies que celle de répandre dans le Public, comme l'on fait pour la juftification du zelateur, que

c'est

c'eſt à la perſonne de Mr. *Chirac*, que l'on en a voulu, dans l'endroit où eſt faite la mention d'un Medecin, dont la Bibliotéque, après ſa mort, n'a été évaluée qu'à deux piſtoles, puiſque ceci étoit imprimé en Hollande bien avant la mort de Mr. *Chirac*. Et l'on ſçait d'ailleurs que la Bibliotéque de ce célébre Medecin n'a pu ſe manifeſter après ſa mort à Paris, puiſqu'elle étoit à Montpellier. Prétexte donc illuſoire, par lequel on voudroit juſtifier la ſaiſie du *Brigandage*, en ſupoſant dans le Public que la mémoire d'un Medecin auſſi célébre par ſa place que par ſa ſcience, ſeroit outragée dans le Livre du Brigandage.

Eſt-ce l'envie d'engager un combat littéraire qui feroit ainſi parler? non certes, Mr. les victoires qui réſultent de ſemblables diſputes, de quelque côté qu'elles tournent, ſatisfont bien plus la vanité, la paſſion, ou l'amour propre, qu'aux devoirs eſſentiels d'une profeſſion qui ne doit s'occuper que de l'utilité publique pour le bien de la ſanté. Des Medecins donc ne peuvent raiſonnablement ſe regarder que comme les hommes de la nature, deſtinés par état à s'inſtruire de ſes loix, dans celles du Créateur pour y

pren-

prendre les moyens de conserver ou de rétablir la santé des hommes. Dans ces vûes ils font obligés à se souffrir les uns les autres , & à s'entrécouter en paix , sans passions, sans préjugé, sans partialité. C'est que la vie d'un Medecin est toute d'études, de pensées, de réflexions & d'observations ; soit qu'il les fasse par écrit, soit dans ses discours, en conférant ou discourant avec ses Confreres, tous donc doivent s'écouter en historiens de leurs pensées, ou en simples narrateurs de leurs sentimens, qu'ils exposeroient en quelqu'une de ces manieres. Ainsi fussent des avis, des remarques, des remontrances, des écrits si l'on veut , sera-ce se blesser entre Confreres, qui n'ont que de bonnes & d'innocentes intentions ? cependant combien de choses reviennent de-là à mettre secrétement à profit pour l'honneur de la profession , & le bien des malades ? mais comme une même étude lie & égale tous les Medecins, l'air fastueux & dominant ne doit entrer pour rien dans l'exercice de cette profession. C'est que l'on n'y est distingué, ni par les places , ou par les postes, ni par les talens que la nature donne, ou que prête un Public séduit par les aparences ; mais par la

sagesse

fageffe, par le fuccès & par les œuvres,
ab operibus cognofcetis eos. Après ces réflexions, Mr. trouvez vous raifonnable
le hautain procédé d'un Medecin qui
voudroit par fon crédit donner le *baillon*
à tous fes Confreres pour les empêcher
de parler ? voulant ainfi captiver leurs
langues, puifqu'il prendroit à injure que
quelqu'un d'entr'eux ofât penfer, parler,
ou agir en Medecine d'une maniere differente de la fienne ? L'entreprife feroit
infolite, auffi réüffiroit-elle ? Et fi la
Medecine voulut bien autrefois paffer
pour une fcience muette, *ars muta*, parce
qu'on y penfoit bien plus qu'on n'y
difcouroit ; faudroit-il aujourd'hui que
tous les Medecins fe tuffent, pour ne
laiffer écouter qu'un Confrere, qui dé-
penféroit bien plus en paroles qu'en penfées, bien plus en difcours, qu'en juf-
teffes de jugemens.

Jufqu'à préfent, Mr. vous avez entendu le recit de la violence de fait dont
on a infulté, à la folicitation du zelateur de la nouvelle pratique, le Livret
du *Brigandage.* Mais voici d'autres manieres, moins violentes en aparence, qui
interrefferoient bien davantage, fi elles
étoient conformes à la verité ; parce
qu'elles iroient tout à la fois à la con-

fcience

ſcience & à l'honneur, ſçavoir à celui
que ſe doivent des gens de lettres les
uns envers les autres.

Le titre de *Brigandage* a bleſſé l'eſprit de quelques perſonnes de pieté,
cette expreſſion leur a paru de prima-
bord offençante, calomnieuſe même; car
telle raiſon que puiſſe avoir l'Auteur du
Livret, quoiqu'ils convinſſent avec lui
du Brigandage de la Medecine, il eſt
injurieux, diſoient-ils, d'employer le mot
odieux de Brigandage, puiſque les Medecins de la nouvelle pratique ne ſont
pas de ces voleurs dont la filouterie diftingue l'état dont ils ſont profeſſion.
Ainſi leurs manieres de traiter des maladies ſeront, ſi l'on veut, autant meur-
trieres & malheureuſes, que le Livret le
fait voir, ſans que pour cela les auteurs
de ces malheurs puiſſent être accuſés de
vol, ou de filouterie & d'aſſaſſinats;
par conſéquent le nom de Brigandage eſt
injuſte.

Mais vous allez comprendre, Mr.
que la remontrance ſcrupuleuſe de ces
Meſſieurs étant mal entenduë, inſinueroit
mal à propos le reproche de calomnie.
Or c'eſt ici une *métaphore*, & les mé-
taphores ſont permiſes parmi les Ecri-
vains les plus exacts & les plus religieux,
puiſ-

puifqu'elles font reçuës pour l'explication des Livres faints. Ce font donc des
manieres de s'expliquer licites, que les
locutions métaphoriques, pour tranfpor-
ter le nom propre d'une chofe à une
autre qui l'exprime mieux. C'eft méme
alors annoblir les termes, en ce qu'ils
deviennent plus fignificatifs, de la maniere que s'annoblit un nom de famille,
auquel on fubftituë un nom de Terre
noble & illuftre. Tout de méme donc
c'eft une métaphore que l'expreffion de
Brigandage ; & en fut-il une plus raifonnable, puifqu'entre le mot de *Brigandage* & la chofe fignifiée, il y a une
telle convenance d'idées, que la confufion & le defordre que l'on reléve dans
la Medecine du Brigandage, font bien
mieux expliqués par ce mot, que par
tout autre, qui n'auroit fait comprendre
qu'une confufion ordinaire & moins
étrange en Medecine, & toute differente
de celle que la nouvelle pratique y in-
troduit. L'on auroit pû par exemple,
exprimer cette confufion par le mot de
Cohüe en Medecine ; encore par ceux
de la *Medecine gafpillée* dans la nouvelle
pratique : Mais il falloit rendre l'idée
qui eft proprement renfermée dans le
traité du Brigandage, c'eft celle de re-

B

prepréfenter & faire fentir une *Anarchie* entre gens inégaux en mérite, en efprit & en âge, lefquels cependant fe dérobent fans égards, ou fe débauchent fans diftinction les uns aux autres, les Poftes, les Places, (& comme ils parlent en vils artifants) les *pratiques* ; & ôtent même à leurs anciens l'autorité d'âge & d'experience, ou le droit de décifion. Ce font donc comme autant de petits tiranneaux, qui fe difputent ou s'arrachent l'empire dans une Medecine, où par-conféquent il n'y a ni Souverain, ni Maître, ni fubordination, ni loix, & où les attentats fur la fanté & fur la vie, font à difcrétion : enfin ou chacun *brigande*, ou domine à fon gré. Mais d'ailleurs, Mr. voulant bien pour un moment entrer dans la rigueur de l'idée du Brigandage ; n'eft-ce point *brigander* quand fur le pavé de Paris, l'on fur-prend des bourfes, l'on envahit des fortunes, l'on enléve à des citoyens leurs fantés & leurs vies, comme fur un grand chemin l'on entreprend fur la bourfe & fur la vie des paffants ? A la verité il eft bien moins dur & moins fenfible aux yeux, de voir fous la lancette couler par le pied le fang des mourants, que de le voir fortir par un coup de poignard ;

mais

mais eſt-il moins vrai aux yeux de Dieu
qu'un Médecin eſt coupable de la mort
de tous ceux qui périſſent par ſon ignorance ou ſa témérité, par celle de ſes
Diſciples, ou de ceux de ſes mauvais ou
indiſcrets remédes ? *Perdit qui non ſervat.* Eraſm.
En tout cas, Mr. ſurquoi tomberoit la
prétenduë calomnie ? ſur un terme ou
un nom ſeulement ; car eſt-ce du Brigandage des Medecins , qu'eſt le titre
du Livre du *Brigandage* dont il eſt
queſtion ? ce ſera même un nom ſans
ſubſiſtance & qui n'interreſſera perſonne , dès que perſonne parmi les Medecins , ne ſe trouvera faire ou avoir fait
ce qui eſt déſigné par ce titre.

    Mais, Mr. à quelle étrange réſerve nous
réduit la délicateſſe ou l'extrême ſenſi-
bilité d'oreilles , qui ſe trouve aujour-
d'hui dans les gens de lettres , qui ne
peuvent ſouffrir ou ne s'entendre dire ,
que des douceurs , des flâteries ou des
loüanges , qui ſouvent ne font que de
cérémonies ou de ſtile ? *Admiror his* Moriæ
temporibus aurium delicias , quæ nihil enco-
fere , niſi ſolemnes titulos ferre poſſunt. mium.p.
Vous ſçavez , Mr. que ce ne fut jamais 16.
là la coûtume des gens de lettres, nos
ayeux qui ſe permettoient réciproque-
ment des critiques, qui n'étoient pas
B ij   tou-

toujours exemptes de tels piquants, un
peu mordants même de la critique, qu'ils
fe foufroient tant qu'elle ne venoit point
jufqu'à fe déchirer par des traits trop
hardis ou calomnieux. *Semper hæc in-*
geniis libertas permiffa fuit, ut in com-
munem hominum vitam, falibus luderent
impunè, modò nè licentia exiret in ra-
biem. Ce fut la forte de philofophie de
Démocrite, qui rioit de tout, critiquoit
tout ce qui fe paffoit dans l'univers;
tandis que d'autre côté *Héraclite* gemif-
fant fur toutes les foibleffes du genre
humain, en cenfuroit les fautes, ou en
reprenoit les défauts. C'eft que l'opinion
là-deffus alloit jufqu'à faire foupçonner
quelques grains fecrets de folie dans la
fageffe humaine, ou dans les fciences,
ou dans ceux qui en font profeffion,
fapientiæ admixtum effe aliquid dementiæ.
C'eft pourquoi un Sçavant * autant pro-
fondément éclairé, qu'agréablement fenfé
dans le bon goût des fciences, pour
mieux faire fentir ce qui fe trouve de
ridicule, de faux ou de méprifable dans
les fciences qu'il parcoure toutes, avec
autant d'érudition que d'enjoüement, a
pris un tour d'écrire tout fingulier. C'eft
dans le Panégirique de la folie des Sçavants, où il fait le perfonnage d'un infenfé,

s. *Ibid.*

Erafm.

ſénſé , pour ſe donner la liberté que ſe
donnent les ſots ſages de dire à chacun
leurs verités. Ces procédés littéraires ſou-
lévérent-ils jamais l'autorité publique
contre ces Oûvrages ? L'on ſçait la vanité dont a accuſé toutes les ſciences ,
un célébre Auteur. Tant les grands eſprits ont reconnu & ſenti de petiteſſe ,
de défauts , ou de vuide dans les connoiſſances humaines. *Quantum in diſci-*
plinis inane. Un Sçavant du dernier ſiécle a porté bien plus loin ſes idées de cen-
ſûre ou de critique , ſur les ſciences : Il
y a reconnu un fond de licence , de ſu-
perbe & d'indépendance , qui lui a fait
apeller l'orgueil littéraire , le *Machiavel-*
liſme des Lettres : En a-t-on tant dit de
la nouvelle pratique , où le faſte , la domination & le mépris de toutes les loix
de l'art ſont ſi manifeſtes ? Le terme
de *Machiavelliſme* littéraire , auroit donc
bien autrement ſoulevé les fauteurs ou les
zélateurs de la nouvelle pratique , que
celui de *Brigandage* ; d'ailleurs ils ſe ſeroient cruellement indiſpoſés , qu'on les
fît en Phyſique & en Medecine ſectai-
res , d'un homme auſſi décrié que *Ma-*
chiavel , pour ſa licence impie en matiere de Politique & de Religion ; mais
encore ils auroient pris à injure , de ſe

Arippa
de vani-
tate ſci-
entia-
rum.

Eraſm.
Moriæ
encom.

Silen-
thalius.
De Ma-
chiave-
liſmo.
Littera-
rio.

voir affocier en matiere de Medecine, avec un homme qui eft mort du fait d'une *purgation*, qu'on lui donna contre les régles ; eux qui purgent fi énormement, fi témérairement, & contre les loix les plus facrées de la bonne méthode. Quoiqu'il en foit, voilà encore un Sçavant qui s'exprime très-durement & de la maniere la plus outrée, fur la licence de l'amour propre dans les fciences. Aucun des Sçavants s'eft-il récrié là contre, comme fi cet hardi Auteur eut voulu faire de tous les Sçavants, des *Machiaveliftes* ; au contraire fon Ouvrage fubfifte, eftimé dans la littérature, & s'y vend publiquement, fans qu'aucune Puiffance ait févi contre lui. Mais ce qu'il y a de plus fingulier, c'eft que la *Chymie* & fes *Adeptes*, n'ont pas été exemptés du foupçon de fuperbe, de forfanterie & de prédilection, pour leur prétenduë fcience en Medecine, au-deffus de tous autres Medecins. Un Sçavant de grand nom a fait voir le ridicule de ces amoureux d'eux-mêmes, & de leur folle préfomption, dans l'Hiftoire des *Freres de la Rofe-Croix*. Les Difciples de la nouvelle pratique, tous dévoüés qu'ils font à la Chymie, fe feroient bien récriés, fi on les avoit mis dans l'atroupement

ment de ces *Enteusiaftes* Chymiftes. Ils
ne voudroient leur paroître femblables
en rien, & avec raifon, car les *Freres de
la Rofe-Croix* fe difoient les *invifibles*, &
les fauteurs de la nouvelle pratique veulent fe montrer à tout le monde. Or le
Livre de Mr. *Naudé* a-t-il été fuprimé
ou faifi chez les Libraires ? dira-t-on
que ces Traités font peu ou point répandus dans le Public, & qu'aujour-
d'hui leur rareté en ôte le danger ? En
voici un autre imprimé publiquement
au vû & au fçû de toute la littérature,
comme fous les yeux des Sçavants, car
c'eft dans une Ville des plus célébres de
l'Europe, *Leipfik*, l'honneur des fciences
en Allemagne, où cet Ouvrage a été
honnorablement accueilli & aplaudi de
tout le monde : Le Païs où les loix pour
la difcipline de la Medecine font les plus
rigoureufes, comme l'on voit par l'Ouvrage d'un autre Sçavant qui en traite
expreffément. * Livre enfin qui eft imprimé de nos jours, c'eft-à-dire en 1715.
avec un nom célébré dans l'Europe ;
c'eft Mr. *Mencke*, Confeiller de S. M.
Polonoife, & Directeur des *Acta eruditorum* ; * & quel eft cet Ouvrage ? une
Critique qui attaque le ridicule, qu'il
trouve dans toutes les fciences, la *Theologie,*

rité de l'Hiftoire des Freres de la Rofe-Croix.

* V. Reo-rheus.

* V. les Nouvelles Litteraires.

logie, la *Médecine*, la *Jurisprudence*, les
Belles - Lettres, les beaux *Arts*, *&c.*
Est-ce pour condamner le fond de ces
sciences ? au contraire, c'est par le res-
pect & la vénération qu'il a pour elles,
qu'il veut en revendiquer la dignité.
Eclairé donc comme il est, il a reconnu
par l'étude qu'il en a faite, qu'il s'est répandu un ridicule en chacune de ces
sciences, & c'est pour châtier ce ridicule & vanger la dignité de ces Profes-
sions, qu'il parcourt tout ce qu'elles
renferment de fastueux de présomptueux,
de forfant, d'orgueil ou d'amour propre, d'imposant ou de séduisant, aux
yeux du Public, & à tout cela il
donne le nom de *Charlatanerie*. Il n'en
trouve exempte aucune de ces sciences,
parce qu'en elles toutes se trouve des
personnes vaines, glorieuses, forfantes,
occupées d'elles seules, de prévenir les
esprits, de gagner la confiance & de sur-
rendre le Public ; les uns par des dehors distingués, des parures singulieres,
de gracieux discours & des manieres in-
finuantes, tous airs affectés en des gens
de lettres, sur lesquels cet illustre Auteur
a fondé le titre surprenant de *Charlata-*
neria eruditorum. Ce curieux Livre est
entre les mains de tous les gens de lettres.

Les

Les a-t-il foulevés ? tout le monde fçavant qui a oüi prononcer à Mr. *Mencke* fes deux difcours, a laiffé dans leur univerfalité les reproches piquants par lefquels cet illuftre Sçavant a voulu condamner le ridicule qu'on trouve en des gens de lettres en général ; laiffant chacun à s'en inftruire, fans que perfonne s'en foit trouvé choqué. Eft-ce autre chofe qu'avoir montré, que toute la littérature en général eft expofée à la *Charlatanerie*, par le ridicule que peut répandre en chaque fcience, la préfomption ou l'amour propre de certains particuliers ? ce fera donc parce qu'ils feroient plus occupés de la fortune ou de la gloire, que du bien public & de la dignité de leur art, qu'ils feront des *Charlatans* au fens de Mr. *Mencke*, en ce qu'ils fe donneront au Public, ou pour plus qu'ils ne valent, ou pour autres qu'ils ne font. Après cela, Mr. c'eft à ces Meffieurs à opter fur le choix ou du *Brigandage*, ou de la *Charlatanerie* dans leur nouvelle pratique. De ma part il m'eft indifferent pourquoi ces Meffieurs aiment mieux paffer, pourvû qu'il conftate que le titre du Livret du *Brigandage* eft jufte, en ce que les Medecins dont il fe plaint au Public, pa-

roiffent

roiſſent bien plus pleins de l'envie de ſe
diſtinguer à ſes yeux pour ſurprendre ſa
confiance , que du bien de ſes malades.
Peut-être ne s'offenſeront-ils pas moins
de l'attribution de *Charlatanerie* que de
c'elle de *Brigandage* ; mais avec un peu
de bonne foi ils viendront à bout de ſe
paſſer à eux-mêmes cette accuſation. Cet
aveu n'eſt pas même ſoupçonné ſans
exemples par Mr. *Mencke* , en des gens
de lettres, qui les valent au moins ; & ce-
là leur auroit comme fraïé le chemin.
D'ailleurs la marque principale à laquelle
on reconnoît la *Charlatanerie* , ſelon l'obſervation encore de Mr. *Mencke* , ſe
montre ſi fort en plein dans la nouvelle
pratique , qu'elle pouroit ſans injuſtice
pour ſoi-même , paſſer condamnation ſur
l'accuſation de cette *Charlatanerie*. Voici,
cette remarque , les anciens Philoſophes
affectant de ſe montrer au Public en
linge ſalle & en habit négligé , parûrent
aux diſciples d'Ariſtote peu propres à
gagner ſon eſtime , & à s'avancer dans le
monde : En conſéquence on voit paroître dans les ruës un homme magnifi-
quement vêtu , & orné dans ſa parûre
des choſes les plus précieuſes. Dans cet
état pour peu qu'on y faſſe réflexion, il
n'eſt pas poſſible ,, dit notre Auteur ,
d'c—

d'exempter un semblable personnage du soupçon de la *Charlatanerie* dont il est ici question .... *Ingressus est pretiosissimis indutus vestibus .... Ut vix si rem accuratè perpendimus à Charlatanaria, quam vocamus, suspicione queat liberari.* *

Mais selon une autre remarque de ce même Auteur aussi sensé que sçavant, rien ne ressemble tant à une Ecole de ces *Charlatans*, que celle où se voïent de jeunes gens, qui se trouvent tout sçavoir sans avoir eu le tems de rien aprendre à fond ; de sorte qu'ils se donnent au Public pour autant exercés en moins d'un an ou deux, dans des sciences ou des arts pratiqués, à l'étude desquels les anciens Maîtres demandoient toute la vie d'un homme. Je me trompe, dit-il, ou nos Peres ont été de grand sots & de stupides personnages, de s'être imposé & à leurs Disciples, tant de tems & de peines pour devenir sçavant, puisqu'aujourd'hui l'on auroit trouvé les moïens d'acquerir en peu d'années, ce qu'ils ne se donnoient de connoissances qu'après de longues & pénibles études. *Profectò aut me omnia fallunt, aut nimis stupida oportet fuisse ingenia antiquorum, qui fermè omnem ætatem sa-*

pientiæ

* *Mencke de Charlat. Erudit, p.52.*

pientiæ dederunt, quam noſtris juvenibus datum eſt emetiri unius anni tempore. * Rien, Mr. fait-il mieux le portrait de cet atroupement de jeunes praticiens de l'Ecole du *Brigandage*, qui ſe montrent au Public, comme s'ils étoient des plus grands praticiens en Medecine, ſans s'être trop donné le tems d'aprendre à connoître & à traiter les maladies. Sera-ce encore là un de ces portraits qui ſoulévera le Délateur de la nouvelle pratique ? Mais c'eſt bien le contraire que penſe ſur ce deſordre des études, le ſçavant & célébre Auteur * de la Bibliotéque Latine des Auteurs, qui a tant enrichi la République des Lettres ſur ces matieres. Ce ſont ſelon lui les Maîtres de ces Ecoles, ces fauteurs d'études manquées, contre leſquels les loix ou l'autorité publique devroit ſévir, pour empêcher que l'ignorance ne s'accrut dans le Public ; que la vraie doctrine ou la ſolide ſcience, ne tombe en ruine, que les Poſtes, les Places ou les Chaires, ne ſe rempliſſent de jeunes gens qui ne peuvent produire au dehors que des études prématurées, crües, ou imparfaites. *Publicâ cœrceri lege hominum ille furor deberet (Polyh. I. c. I. art. 24.) quibus magiſtris potentiſſima ad ignorantiam via ſternitur,*

tur, in cathedras, in forum cruda studia propelluntur .... Pro Mercuriis stipites & trunci ubique in seculi nostri infamiam triumphant. Ainsi se rabatroient les vains & injustes triomphes du zélateur de la nouvelle pratique, sous l'ambitieuse autorité duquel vont s'élever dans le Public bien plus de guérisseurs que d'habiles ou de vrais praticiens. Et ainsi se trouvera misérablement accomplie la prédiction de Mr. *Patin*, cet ardent ami de la Faculté de Medecine de *Paris*, ce zélé défenseur de ses loix & de sa dignité, instruit dans le monde Medecin, de ses goûts & de ses penchants, il avoit senti celui sur le bord duquel étoit la Medecine de tomber ; c'étoit dans la *Charlatanerie*, dont il croïoit que se feroit un jour une cinquiéme partie dans la division de Medecine. Que diroit-il si aujourd'hui il la voïoit percer & pénétrer le sein de la Faculté, qu'il aima avec tant de courage? car, comme le fait remarquer l'Auteur de la *Charlatanerie*, ce n'est point seulement aux Carefours & au coin des rües qu'il se trouve des *Charlatans*, il s'en rencontre au milieu des plus sçavantes Ecoles ; sçavoir, dans la personne de ceux qui n'ont point d'autre passion que de se faire idolâtrer

C

du

du Public. *Non in Medicis tantùm quæ-fiveris Charlatanariam, quin potius ubique se prodit inter eruditos, qui se diis proximos esse arbitrantur, si plausum, quem non minùs quàm vitalem auram, studiosè captant, fuerint consecuti.* Seroit-ce encore là dequoi remuer la bille de quelque zélateur de la nouvelle pratique ? Mais *numquid non est verbum ?* en serions-nous au tems qu'il ne seroit plus permis de parler pour défendre les droits de la vraie Medecine, parce qu'elle seroit dominée par la plûpart de ceux auprès desquels la flâterie & l'adulation ont plus d'accès que le véritable intérêt de la profession. *Medicina, ut nunc à compluribus exercetur, nihil aliud est quàm assentationis magis quàm artis* * *particula.* § L'on compte de parler à des confréres Medecins, qui sçavent la liberté avec laquelle se sont donné des avis publics, & par écrit par de bons Auteurs qui ont relevé les erreurs en Medecine ; *Primerose* est là-dessus estimé pour son Traité des erreurs du vulgaire ; l'on n'a point craint de relever les contradictions de *Galien,* & bien d'autres sont entrés dans ces manieres d'écrire. *Laurent Hoffman* a averti les Chymistes sur les dangers de leurs remédes.

Mencke de Charlat. p. 17.

* Listrius hic.
§ Erasm. Moriæ encomium. p. 124.

médes. *B:llichius* ne les a point plus épar-
gnés ; & de nos jours le fage & docte
Lamzwerde a publié fes avis qui font
vraiment *falutaires* en Medecine ; tout
cela quoiqu'interreffant tant de gens, a-
t-il attiré des perfécutions ou des inful-
tes à qui que ce foit ? Ainfi , Mr. on
ne craint point d'avertir le Public que
la *Charlatanerie* eft entrée par la *nouvelle
pratique* en Medecine ; inconvénient qui
ne l'interreffe pas moins que ce qu'on
apelle *Brigandage* dans cette forte de
Medecine.

Mais l'étrange bizarerie que voici ,
Monfieur , dans les jugemens des homme ; là c'étoit la calomnie dont on faifoit porter le figne fur le front au Livre
du *Brigandage* ; & ici l'on fait trouver
dans le texte du Livre, la Religion dé-
placée par des citations hors d'œuvres ,
dit-on , ou tirées hors de propos des
Livres faints. Car pourquoi faire parler
St. *Paul* , tonner les *Prophêtes* , & prê-
cher *Salomon* dans un Ouvrage de pure
Medecine ? à quoi bon cette religieufe
parure ? à quoi peut buter cette piété
affectée ? Mais quoi , Mr. jamais perfonne ne fe bleffa , de voir un Poëte
païen commencer fon *Ode* ou fa Piece ,
par invoquer les Mufes , ou fes folles

divinités, pour mettre fon Ouvrage fous leurs aufpices, & un Auteur chrétien paffera pour mettre dans le fien une piété de furérogation, parce que pour le faire & pour l'autorifer, il s'apuïera des témoignages des Saintes Ecritures ; car fur elles tout Chrétien doit régler fon cœur & dreffer fes intentions. En effet, Mr. ce but eft celui de l'Auteur du *Brigandage.* Cet Anonime, avoué par conféquent de perfonne, inconnu à tout le monde, vient ofer élever fa voix contre de dangereux abus qu'il voit en Medecine ; dans lefquels des Medecins en place, à qui l'on doit de la confidération, pouroient fe croire interreffés. Un tel Auteur fans titres connus, emprunte, pour ainfi dire, une lettre de créance des Livres faints. Car ces Livres étant le patrimoine des Chrétiens, & la régle de leurs mœurs, ils deviennent l'ample fond de leurs reffources dans leurs befoins, foit pour juftifier leurs intentions, foit pour autorifer leurs entreprifes. Un tel emprunt peut-il paroître fi miférable, tant hors de place, ou indifférent au fujet qu'il fe propofe? ainfi s'expofant, comme il le craint, à déplaire, quoique fans intention d'offenfer qui que ce foit en particulier, il

s'aida

s'aide de ce que nous avons de plus au-
tentique & de plus puiſſant dans la Religion ; & tout cela , pour faire comprendre qu'il oſe publier ſes réflexions ,
parce qu'il eſt preſſé de l'obligation dûë
au prochain dans une occaſion où tous
ſe taiſent ; ceux-là même qui ſeroient
en droit , en capacité , en place & en
autorité , pour ſe faire entendre. Fut-cè
là , Mr. une affectation étudiée , une
recherche d'amour propre , un témoignage de Religion hors d'œuvre , inutile
& indifférent à une cauſe de cette importance ?

D'autres ſe ſont bleſſés parce qu'ils
ont cru s'appercevoir , eux , leurs amis ,
ou leurs protecteurs dans de prétendus
portraits , qu'ils trouvent , s'imaginent-
ils , dans le Livret du *Brigandage.* A
cette ſorte de difficulté , répond ainſi le
ſçavant *Merkle* dans la Préface de ſon
excellent Traité de *Charlatanerie. Cæ-
terum nemo me exiſtimaverit optimis ſcien-
tias in quibus ridiculum quidpiam an-
notavi , contemnere. Nam & criſin ſa-
nam probo , ſuſpicio peritos medicos....
Id tantùm propoſitum mihi fuit , ut do-
cerem quo fuco , quibus præſtigiis , non-
nulli ad alliciendos incautos utantur.* Le
ſçavant *Eraſme* défend encore la liberté

de la *Critique*, par celle de St. *Jerôme*, qui fut aussi sçavant que Saint, & qui se permit quelquefois de nommer les personnes. *Lusit hoc in genere multò liberiùs & mordaciùs divus Hieronimus, ne nominibus quidem aliquoties parcens.* De ma part, ajoute-t-il, outre que jamais je ne me permets de nommer personne, on reconnoîtra par mon stile, que je n'ai rien eu si peu envie de faire que de mordre qui que ce soit. *Nos præterquàm quod à nominibus in totum abstinemus, ita præterea stilum temperavimus, ut cordatus lector facile sit intellecturus, nos voluptatem magis quàm morsum quæsisse.* C'est aussi cette retenuë que l'on a ici observée. Mais pourquoi se sentent-ils ressembler à des peintures, dans lesquelles il n'y a pour eux qu'à se déplaire? n'est-ce pas rougir de soi-même en se voïant dans son miroir? au surplus, quoi! un trait ou deux de pratique qu'ils y auront remarqué, une parole, une opinion, dans lesquelles ils croient voir attaquée la mémoire de quelques-uns de leurs protecteurs, ont servi au prétexte de sévir violemment, ou faire sévir contre cet Ouvrage? mais est-il raisonnable de faire tomber sur un seul des manieres de pratiques qui sont aujourd'hui com-

munes

munes aux Medecins qui compofent la
Medecine du *Brigandage* ? D'autres ont
cru s'y voir peints, parce qu'il y eft
parlé de Medecins en *velours*, en or,
en hermine ; mais ce prodigieux luxe
eft-il en propre à un feul ? parmi combien de jeunes Medecins de la nouvelle
pratique eft - il prodigué ? ne fe voit-il
point, ce luxe, jufque dans les orne-
mens hiftoriés de leurs Caroffes , dans
lefquels on les voit courir dans *Paris*
tous brillants & boufis de gloire ; *ven-
tofo gloria curru volitant fuperbi.* Au
refte qu'une femblable portraiture ne fut
qu'imaginée en des perfonnes que la vanité gouverne , du moins ferviroit - elle
à faire comprendre combien les airs ef-
féminés , le fafte & la parure conviennent peu ou point à la noble gravité ,
ou à la décence refpectable qu'*Hippocrate* demande dans la maniére de fe
mettre des Medecins. Eux devenus
Chrétiens , doivent-ils fe piquer de moins
de modeftie , que des Païens comme
Hippocrate. Mais pour nous raprocher
encore de plus près de la Religion , des
Chrétiens peuvent-ils fe permettre là-
deffus plus que n'en fouffroit la Syna-
gogue dans fes Medecins ? Car parmi les
profeffions aufquelles les *Rabbi* donnoient

noient l'exclusion à la principauté de la Nation, ils y mettoient leurs Medecins, parce qu'ils vivoient avec splendeur, qu'ils étoient fiers & superbes. Oh! disoient-ils, *que le meilleur de tous les Medecins aille en Enfer ; car il vit splendidement … il ne brise pas son cœur, il tuë le pauvre, en lui refusant son secours.* C'est que les Juifs comme les Chrétiens étoient persuadés, que c'est par la modestie qu'il convient de primer ; & que c'est tuer parmi les Medecins, tous ceux qui meurent faute d'un secours que la Medecine leur doit. Ce secours donc de pauvres malheureux osent-ils le demander à un Medecin en velours, lequel étant tout resplendissant d'or & de broderie, leur reproche leur misére & les couvre de honte ? Quelle petitesse, s'écrient d'autres ! quelle imbécillité scrupuleuse dans un homme de lettres, & plus encore dans un Medecin, que l'on voit dans l'Auteur du *Brigandage*, lequel a peur de nommer les choses par leur nom ! Car pourquoi en parlant des maladies des femmes, user comme il fait de tant de circonlocutions, de tours ou d'expressions étudiées, au lieu de dire la chose dans un seul mot ? C'est, Mr. que j'ai toujours cru, que l'on ne pouvoit

V. Bas- nag. Hist. des Juifs tom. 2. p. 384.

voit pas faire trop valoir la vertu qui eſt
ſinguliérement propre à l'homme, &
par laquelle il eſt noblement diſtingué
de tous les autres animaux. C'eſt la pudeur, parce que l'homme tout ſeul en
a, au lieu que tous les autres animaux
n'ont aucune honte. (*Homo*) *Hoc ſolum
animal natum eſt pudoris & verecundiæ
particeps.* Ce n'eſt donc pas, Mr. que
je cruſſe défendu de nommer les choſes
qui ſeroient deshonnêtes en aparence;
mais c'eſt parce qu'on a toujours à ménager infiniment, quand l'on a à en parler à un Public, où toutes les imaginations ne ſont pas les mêmes, où les cœurs
ne ſont pas également affectés, & où l'on
doit reſpecter les différents ſexes. *Quæ
ſunt inhoneſta, non quaſi illicita, ſed
quaſi pudenda vitare oportet.* Voilà comment parloit de la pudeur un Païen.
Vous ſcavez d'ailleurs avec quelle réſerve les *Hebreux* s'expliquoient ſur tout
ce qui avoit quelque choſe d'obſcéne;
jamais par exemple ils ne nommoient
l'*urine*, ils ne la déſignoient que par le
nom de l'*eau des pieds.* Les *Prophêtes*
avoient la même retenuë ſur ce que jamais l'on ne nomme dans cet Ouvrage,
& ils ne s'en expliquoient que par les
termes de *ſordes pedum.* Saint *Paul* depuis

Cicero.
L. 4. de
finibus.

Plin.
Ep. p.
182.

puis a défendu de nommer rien de ce qui reffent l'impureté. *Omnis immunditia nequidem nominetur in vobis.* Mais pourquoi céder en retenuë dans la Religion Catholique à un Proteftant, très-édifiant d'ailleurs, dans un Traité qu'il vient de donner au Public ? Car on l'y trouve n'avoir que très-rarement répété les fimples noms de Filles ou de Femme, tant il s'eft obfervé fur la matiere qu'il traite. Enfin je trouve un Philofophe Païen qui blâme un Sçavant de fon tems, qu'il tient pour peu retenu, parce que dans un Ouvrage il avoit nommé quelque partie en termes trop peu ménagés. *Membra tamen paulò incautiùs nominavit.* C'eft donc encore conformément à l'avis d'un fage Païen que je me fuis renfermé dans les termes, qui fuivant fon confeil, font fuffifants en pareil cas, quelques legéres idées qu'ils ne faffent que donner de la chofe dont il eft queftion. *In iftiufmodi re dicendâ verbis uti, uno atque altero, brevi, tenuique, eam figno demonftrantibus.* Il donne, dit-il, ce confeil d'après *Homere.* Après cela, Mr. j'ofe avancer que fans jamais nommer la chofe fignifiée, je crois n'avoir rien omis de ce qui peut en donner une jufte idée. Au furplus, je fçai qu'il eft

im-

Aul. gel. p. 220.

Ibid. p. 219.

impoſſible de plaire à tout le monde.
Mais il me ſuffit de m'étudier à ne bleſſer perſonne en particulier, à me faire
entendre à un chacun, & autant qu'il
m'eſt poſſible à me rendre utile à tout
un Public. Mais vous aprenez, dites-
vous, Mr. que le Livre de Mr. *Mencke*
ſur la *Charlatanerie*, a auſſi été ſaiſi en
ſon tems, en Allemagne, & enlevé de
chez le Libraire, & par là on vous donne
la ſaiſie du Livret du *Brigandage* pour
bien juſtifiée. Je vous avoüe que j'en-
tens en porter un jugement bien different, & il me ſemble qu'on ne peut
guéres ſe refuſer au ſentiment ſi naturel
qu'on a là contre. L'on trouve donc,
depuis qu'on a apris ces évenemens, que
le titre de *Brigandage* en Medecine, eſt
trop borné, & qu'il faudroit qu'il fut
du *Brigandage* dans les Sciences. En
effet, parce que l'on vous a dit de ce
qui s'eſt paſſé en Allemagne, il paroît
que le violement du droit des gens de
lettres ſe répand bien loin, & que ce
n'eſt pas ſeulement en Medecine, mais
encore en Theologie que paſſe ce deſordre, puiſque c'eſt pour un Theologien
mort, que le Livre de Mr. *Mencke* a
été inſulté. Un tel évenement allarmeroit
étrangement tous les gens de lettres, &
mor-

mortifieroit singuliérement l'Auteur du *Brigandage*, si une telle conduite ne faisoit point beaucoup plus pour, que contre son Ouvrage. Car il ne faut que comparer l'importance d'un seul homme, avec celui du jugement du Corps des Sçavants d'Allemagne, sous les yeux de qui Mr. *Mencke* a publié ses deux discours sur la *Charlatanerie. Ces Harangues ont fait beaucoup de bruit,* nous dira-t-on, *Mr. Mencke dont le mérite est connu dans toute l'Europe, n'a rien oublié de ce qui pouvoit rendre son Ouvrage curieux & agréable ..... il avoit été reçu avec joie. La maniere dont il est écrit sembloit lui promettre un autre succès que celui qu'il a eu .... on vient d'en confisquer tous les exemplaires.* D'une part donc voila tous les Sçavants réjoüis, & par conséquent Aprobateurs du Livre de Mr. *Mencke* ; d'autre part un seul Docteur en Theologie, & qui est mort, dont la mémoire a paru blessée par ce Livre, à certaines personnes. Le paralelle est-il égal ? L'Aprobation est générale, le blâme vient de peu de personnes ; de quel côté part le coup ? est-ce de l'équité ? est-ce de la passion ? si c'est du côté de tous les Sçavants, ils étoient donc tous passionnés contre ce Livre ;

&

V. Les Nouvelles Litteraires. Mars & Juin 1715.

& au contraire on annonce, qu'il *a été
reçu avec joie* ; si c'est du côté de
quelques particuliers amis du défunt
Docteur, (qui peut-être étant homme
de lettres, n'auroit pas aprouvé un procédé si contraire aux droits de la littérature) c'est une passion personnelle &
toute singuliere. D'ailleurs sans vouloir
creuser dans les cendres du mort , sous
elles ne se seroit-il pas caché quelque feu
d'un zéle amer , que quelque jaloux de
la réputation de Mr. Mencke auroit ex-
cité ? Quoiqu'il en soit un ressentiment
particulier peut-il flétrir un bon ouvrage
dont l'équité & la vérité ont eu publiquement tant d'aprobateurs ? *aussi* (nous
dit-on) *l'experience nous montre tous les
jours, qu'un ouvrage bien écrit, & dans
lequel on n'épargne pas les défauts des
hommes, n'en n'a pas moins de cours,
pour être défendu.* C'est le jugement qui   *ibid.*
en a été porté en Allemagne même.

Vous le voïez donc, Monsieur, c'est
un droit commun, senti en tout païs,
consenti dans toutes les écoles ; attaché
à toutes les sciences ; parce qu'il est con-
féré à tous les Docteurs en chacune d'elles, de connoître des défauts ou des en-
treprises de ceux qui s'y trompent , ou
qui les corrompent. Or un droit com-

mun, une loi naturelle, ne fe couvre ou ne s'efface par aucun violement. Car comme il n'eft pas fujet au laps des tems, il eft inaltérable par quelque autorité que ce foit. Mal à propos donc, Monfieur, voudroit-on juftifier l'entreprife du zélateur de la nouvelle pratique en France, par l'exemple de ce qui eft arrivé au livre de l'illuftre Auteur Mr. Mencke en Allemagne, il n'en eft pas moins vrai, qu'il eft licite de relever dans les fciences, par la bouche, ou les écrits des Docteurs qui les compofent, ce qui va à en ternir la dignité, à en flétrir la gloire, à en altérer les principes, les dogmes, ou la doctrine ; car en cela confifte l'autorité en chaque Docteur de ces fciences, ou leur pouvoir de lire & d'enfeigner, parce qu'ils ont en dépôt la vérité de chacune d'elles, & qu'ils jurent de la défendre à quelque péril que ce foit. Eft-ce même autrement que fe perpétue la vérité de la Religion & de la morale Chrétienne ? car cet exemple, Monfieur, perfuade fans réplique du droit de reprendre les défauts des hommes. Auffi qui jamais a fait le procès à un Prédicateur qui s'éléve contre les vices en général, lorfqu'il en fait des defcriptions les plus vives, les mieux caractérifées & les plus patétiques ;

qu'il

qu'il en fait des peintures, qui forment
des exemples, dont il étonne les esprits
de ses Auditeurs ? Il faut, dit S. Paul,
emploïer les répréhensions à tems & à
contre-tems, *opportuné, importuné.* Ce
droit de reprendre est-il plus criminel en
Medecine qu'en Théologie, & s'il est
inouï que jamais des Auditeurs aient
fait le procès à un Prédicateur pour avoir
tonné contre des vices publics, & en général, doit-il être permis d'insulter à des
ouvrages de sciences, qui relévent les défauts qui y sont généralement répandus,
qui s'y commettent communément, &
qui sont prêts à les corrompre ? Ce sont,
dit-on, des portraits qui caractérisent
trop de personnes. Ce sera un crime si
la peinture ne pouvoit tomber que sur un
particulier, qui tout seul seroit dans une
telle faute. Encore *S. Paul* note-t-il
l'incestueux de *Corinthe* pour le faire
excommunier. Mais quand le désordre est
public, ou du moins commun à un nombre considérable de personnes, qui ren-
versent tout dans les principes, les usages
& les loix d'une science ; de tels portraits
sont généraux, & ne portent à plomb sur
aucun particulier : & alors c'est se contenir dans les bornes d'une censure, autant
permise qu'elle n'attaque singuliérement

 personne.

perfonne. Au furplus, Monfieur, fût-ce une fatire la plus vive, fi l'on veut, fuivant la réflexion d'un fçavant Auteur * en fait de critique, dont l'on fe plaint; j'y confens, dit-il, c'eft de quoi s'indigner & fe récrier contre une entreprife fi condamnable ou criminelle; exagerons les railleries piquantes, ou les termes infultans, réprimons, s'il eft poffible, la liberté des paroles indifcrétes & hazardées, chargeons-les ces furieux ou les faifons charger de tous les maux du monde; mais après nous être perfonnellement fatisfaits, rentrons en nous-mêmes, & condamnons de bonne foi (car pourquoi vouloir fe cacher à foi-même des fautes ou des défauts réels ?) ce qu'ont relevé des *Poëtes*, des *fatyriques*, des calomniateurs même, à qui nous avons donné matiere de fe divertir malignement, & le public par leurs réflexions infultantes & déraifonnables. *Hîc mihi aliquis de fatyricorum & comicorum petulanti linguâ queritur, non repugno, quin his irafcamur, indignè factum ! clamemus ; ulcifcamur illorum dicacitatem, invehamur in fcurrilitatem eorum, multa mala ingeramus. At poftquam animo morem geffimus, redeamus ad nos ipfos, & de iis etiam (quid enim attinet ulcera noftra celare)*

celare) *conqueramur, qui poëtis, iftiufmodi difputationibus fuis ineptis materiam
præbent.* * Au refte, continue ce judicieux Auteur, les plus fages Philofophes
ont penfé de même fur les fatyres, fur lefquelles il faut paffer condamnation, quand
les défauts qu'ils reprennent en nous, s'y
trouvent en effet, *hæc* (dit Seneque *difpu-
tamus attractis fuperciliis, fronte rugofâ,
non poffum hoc loco dicere illud cæcilianum :
ô triftes ineptias ! ridiculæ funt : quin ita-
que potiùs aliquid utile nobis ac falutare
tractamus, & quærimus quomodo ad vir-
tutes venire poffimus, quæ nos ad illas
via adducat.* Voilà, Mr. comment des
fçavants Théologiens, & de grands Philofophes aprennent à fe vanger en mettant à profit les avis que l'on s'eft attiré.
Ainfi il refte à Mrs. les Zelateurs bien
moins de droit d'employer des voies de
fait, qu'à fe corriger de l'abus qu'ils font
de leur autorité, & qu'ils fe fouviennent
que s'ils ont eu le malheur de manquer à
la fidélité du ferment qu'ils ont fait de
défendre la vérité de leur fcience, il ne
leur convient point d'infulter à ceux qui
fe font une confcience, un honneur &
un devoir de la maintenir.

Fin de la Lettre Apologétique.

* Idem,
P. 102.

Epift.
103.

9 782329 450926